C. Thora und G. Goebel · 100 Fragen zum Tinnitus

AF289421

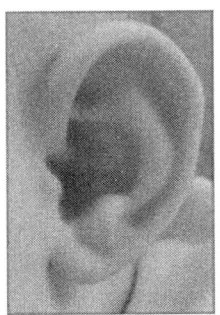

Friends, Romans,Countrymen, lend me your ears
W. Shakespeare, Julius Cäsar

C. Thora und G. Goebel

100 Fragen zum Tinnitus

Wissenswertes und Patientenfragen zum Tinnitus

September 2002
© 2002 T I B E Z · Tinnitus Beratungs Zentrum
Dr. med. C. Thora, München
Satz und Layout: Buch & medi@ GmbH, München
Umschlaggestaltung: Kay Fretwurst, Spreeau
Herstellung: Books on demand GmbH, Norderstedt
Printed in Germany
ISBN: 3-8311-4154-1

Inhalt

Einleitung 7

Was bedeutet Tinnitus? 9
Welche Arten von Tinnitus gibt es? 11
Wie viele haben einen Tinnitus? 13
Welche Menschen bekommen Tinnitus? 15
Habe ich eine Psycho-Macke? 16
Wo entsteht ein Tinnitus? 18
Wie funktioniert eigentlich das Hören? 19
Was sind Haarzellen? 22
Was ist ein Audiogramm? 26
Welche Gehirnzentren sind an der Entstehung
des Tinnitus beteiligt? 29
Kann man Tinnitus heilen? 33
Ist Tinnitus gefährlich? 35
Was soll ich bei akutem Tinnitus tun? 36
Wie geht eine Infusionsbehandlung? 38
Was ist die Hyperbare Sauerstoff Behandlung (HBO)? 39
Was ist ein Hörsturz? 40
Was ist eine Hyperakusis? 42
Was ist ein Lärmschaden? 44
Was ist eine Otosklerose? 48
Was ist ein Hydrops? 50
Was ist ein Morbus Menière ? 52
Können HNO-Erkrankungen den Tinnitus
schlimmer machen? 53
Können andere Erkrankungen den Tinnitus
schlimmer machen? 55
Die Wirbelsäule, die Zähne und der Tinnitus? 57
Ist Tinnitus ein Durchblutungsproblem? 59
Wie schwer ist mein Tinnitus? 60
Schweregrad I: 0 – 5 Punkte 62
Schweregrad II: 6 – 10 Punkte 63
Schweregrad III: 11 – 15 Punkte 65

Schweregrad IV: 16 – 20 Punkte 67
Was soll ich bei chronischem Tinnitus tun? 69
Wie kann man Tinnitus vergessen? 71
Verlust der Stille? 73
Was ist Tinnitus-Bewältigungs-Therapie? 75
Was ist Tinnitus-Retraining-Therapie? 76
Was ist Assoziationstraining? 77
Was ist Habituation? 78
Was bedeutet Geräuschtherapie? 79
Welche Arten von Geräuschtherapie gibt es? 80
Welche Risikofaktoren für Tinnitus gibt es? 83
Wie kann ich mich vor Tinnitus schützen? 85
Exotische Therapieformen: 86
Wie kann ich unseriöse Angebote identifizieren? 87
Helfen durchblutungsfördernde Mittel? 90
Tinnitus durch Umweltgifte? 92
Welche Rolle spielt Amalgam beim Tinnitus ? 94
Tinnitus, Alkohol und Sex? 96
Spielt Ernährung eine Rolle beim Tinnitus? 98
Kann Tinnitus einen Hörsturz verursachen
oder schwerhörig machen? 99
Darf man mit Tinnitus Fliegen? 101
Macht Stress Tinnitus? 102
Wieso wird mein Tinnitus bei Migräne oder
anderen Schmerzen lauter? 104
Wieso ist nach dem Schlafen mein Tinnitus lauter? 105
Wieso sind meine Ohren mit einem Hörgerät
so viel empfindlicher? 107
Wieso ist mein Tinnitus ganz unterschiedlich? 108
Tinnitus, Computer und Mobiltelefone 109

Nachwort 111
Die Autoren 112
Anschriften der Verfasser 113
Abbildungsverzeichnis 114
Die Deutsche Tinnitus-Liga (DTL) 115

Einleitung

Die Idee, den Ratgeber »100 Fragen zum Tinnitus« zu verfassen, stammt eigentlich von unseren Patienten. Im Rahmen unserer Arbeit werden wir ständig mit Fragen bombardiert und leider erleben wir oft eine sehr mangelhafte Aufklärung unserer Patienten. »Die HNO-Ärzte haben keine Zeit, die Psychotherapeuten kennen sich mit Tinnitus nicht wirklich aus«, lauten die Klagen – oft Vorurteile, aber mindestens genauso oft traurige Realität. Tagtäglich erleben wir, wie unsere Patienten, teilweise jahrelang mit Irrlehren und Aberglauben behaftet, dubiosen Geschäftemachern mit zweifelhaften »Therapie«-Methoden aufsitzen.

Unserer festen Meinung und vor allem unserer praktischen Erfahrung nach ist aber gerade ein fundiertes Wissen über die Entstehung und Aufrechterhaltung von Tinnitus der Grundstein für eine erfolgreiche Bewältigung dieses Problems. So wie auf der anderen Seite falsche Informationen und Einstellungen eine entscheidende Rolle für die Aufrechterhaltung des Tinnitus spielen.

Daher haben wir die Fragen unserer Patienten, die wir am häufigsten gestellt bekommen, gesammelt und beantwortet.

Und wir möchten uns auf diesem Weg bei denjenigen bedanken, die uns ihr Vertrauen geschenkt haben und ohne deren Fragen es dieses Buch nicht gäbe – unseren Patienten.

Die Fragen stammen vom 3. Tinnitus Symposium, das wir in Prien abgehalten haben. Hier haben wir die über 300 Teilnehmer gebeten, Ihre Fragen zum Tinnitus auf Karten zu notieren. Aus den insgesamt weit über 1.000 Fragen und den vielen tausend Fragen, die uns unsere Patienten im Lauf der Jahre stellten, haben wir die 56 kurzen Kapitel des Ratgebers zusammengestellt.

Der besondere Schwerpunkt lag für uns auf der verständlichen Beantwortung, ohne allzu viele medizinische Fachausdrücke und »Forscher-Latein« und vor allem darauf, dem Tinnitus durch die Erklärungen ein wenig von seiner Bedrohlichkeit und seinem Schrecken zu nehmen.

Wir wünschen uns, dass der Ratgeber ein wenig dabei helfen kann, die Angst vor dem Tinnitus ab- und den Mut zu einer Auseinandersetzung mit dem Tinnitus aufzubauen.

München und Prien, Mai 2002
C. Thora und G. Goebel

Was bedeutet Tinnitus?

Der Ausdruck Tinnitus ist eigentlich nur eine Beschreibung. Wie die Packungsbeilage eines Medikaments oder der Ausdruck Kopfschmerzen.
Der Ausdruck allein beschreibt nur ein Phänomen. Er sagt nichts über die Ursache, den weiteren Verlauf oder die Konsequenzen aus.
Tinnitus kommt vom lateinischen Wort: »tinnire«, das bedeutet klingen oder tönen. Einen Tinnitus zu haben heißt: Man hört ein Geräusch ohne eine äußere Schallquelle.

Und da beginnt schon eines der Hauptprobleme: Man hört etwas, das die anderen nicht hören. Das heißt die anderen, also die, die keinen Tinnitus haben, wissen gar nicht, wie sich das anhört und –fühlt. Und noch schlimmer: Wenn ich etwas höre, was die anderen nicht hören, dann kann mich das leicht in eine sehr gefährliche Ecke stellen. In die Psycho-Ecke.
Die meisten unserer Tinnituspatienten würden Ihren Tinnitus liebend gern gegen einen Arm in Gips eintauschen ...

Aber Achtung:
Die Tatsache, dass ich etwas höre, was die anderen nicht hören, bedeutet nicht, dass es nicht da ist!
Wenn jemand denkt, dann macht das (zumindest meistens) auch keine Geräusche, aber das bedeutet nicht, dass dieser jemand dumm ist, oder sich nur einbildet zu denken.
Sie können jetzt einwenden, dass man die Gehirnströme, also das Denken, aber messen und sichtbar machen kann. Genau das kann man mit dem Tinnitus auch machen. Es gibt Spezialuntersuchungen, mit denen man nachweisen kann, dass ein Tinnitus zu einer erhöhten Aktivität im Gehirn führt. Aber diese Untersuchung sagt nichts über die Ursache, Qualität und Quantität des Tinnitus aus (übrigens ist das mit den Gehirnströmen beim Denken auch so. Wenn jemand denkt, Tinnitus sei Einbildung, dann sind dabei auch bestimmte

Hirnregionen aktiv. Aber das Messen dieser Aktivität sagt überhaupt nichts darüber aus, wie unendlich dumm diese Aussage ist!)

Aber zurück zum Begriff Tinnitus: Der Begriff ist wie ein Etikett. Er sagt nichts über die Ursache des Geräusches aus, nichts darüber, wie es weitergeht und nichts darüber, wie sehr man darunter leidet.

Tinnitus bedeutet: Ein Geräusch, das seine Quelle nicht in der äußeren Umwelt hat.

Ein kleiner Tipp für Betroffene: Bei der DTL, der Deutschen Tinnitus Liga, gibt es eine Kassette mit typischen Ohrgeräuschen und unter einer Telefonnummer kann man sich typische Tinnitusgeräusche anhören. Wenn Sie diese anderen Menschen vorspielen, dann ist auch für Nicht Betroffene nachvollziehbar, was sich in Ihrem Kopf abspielt.

Welche Arten von Tinnitus gibt es?

Wie bereits erwähnt bedeutet Tinnitus: Ein Geräusch ohne äußere Schallquelle. Was damit aber fast immer gemeint ist, ist der sogenannte *Subjektive Tinnitus*; also der, bei dem es keine Geräuschquelle gibt, nichts, was mechanische Schallwellen auslöst. Das bedeutet aber nicht, dass diese Geräusche nicht da sind. In Spezialuntersuchungen konnte man nachweisen, dass bei Tinnituspatienten die Hörrinde, also der Teil des Gehirns, in dem die Geräusche bewusst wahrgenommen werden, aktiv ist.

Sehr selten gibt es den sogenannten *Objektiven Tinnitus*. Das ist ein Geräusch, das im Körper selbst produziert wird und das man dann hören kann (das also auf einer mechanischen Geräuschquelle basiert). Das wird entweder von den winzig kleinen Muskeln im Mittelohr verursacht (ähnlich dem unwillkürlichen Muskelzucken z. B. im Augenlid), vom Geräusch des vorbeifließenden Blut in den Arterien und Venen, das Turbulenzen verursacht (z. B. bei Kalkablagerungen in den Halsschlagadern oder bei einem harmlosen Knick im Gefäß), oder von sehr seltenen Gefäßmissbildungen, die ein Knäuel von Blutgefäßen in der Nähe des Ohres bilden. Das besondere am objektiven Tinnitus ist, dass dieses Geräusch mit Mikrofonen aufgezeichnet werden kann, und vor allem, dass die Ursachen in der Regel zu behandeln sind, wenn es unbedingt sein muss.

Der Tinnitus sagt aber noch nichts über die Ursache aus. Tinnitus ist ja nur eine Bezeichnung für ein Symptom, also wie Kopfschmerzen. Bei den Ursachen ist es aber leider so, dass wir nur selten mit absoluter Gewissheit sagen können, was letztendlich die Ursache des Tinnitus ist.

Allerdings ist dies für die Behandlung des chronischen Tinnitus auch nicht von Bedeutung, außer in den Fällen, in denen eine behandelbare Ursache zugrunde liegt, was allerdings beim chronischen Tinnitus nur sehr selten der Fall ist.

Aus therapeutischer Sicht werden zwei Formen unterschieden: Der chronisch dekompensierte und der chronisch kompensierte Tinnitus.
Der *chronisch dekompensierte Tinnitus* ist derjenige, der Sie in die Behandlung führt. Er ist chronisch, das heißt über einen längeren Zeitraum (mehr als 3 Monate) vorhanden, und er ist dekompensiert. Das bedeutet, dass Sie darunter leiden und Ihr Leben mehr oder weniger davon beeinträchtigt ist.

Im Gegensatz dazu ist ein *chronisch kompensierter Tinnitus* derjenige, den Sie zwar schon länger haben, der Ihnen aber nichts ausmacht und Sie nicht in Ihrer Lebensführung beeinträchtigt. Die Kompensation des Tinnitus ist bereits der Zustand, in dem Sie ihn öfter »vergessen«.

Den Tinnitus zu einem kompensierten Tinnitus zu machen und Ihnen beizubringen, wie Sie ihn zunehmend wieder vergessen können, ist das Ziel der Behandlung in der Tinnitusbewältigung und im Tinnitus Beratungszentrum TIBEZ.

Wie viele haben einen Tinnitus?

Wenn man es ganz genau nimmt – eigentlich jeder!
Es gab eine Untersuchung in den 50er Jahren mit sehr erstaunlichen Ergebnissen, die allerdings erst in letzter Zeit berücksichtigt wurden:
Versuchspersonen wurden in einem sog. schalltoten Raum gebracht. Das ist ein Raum, der absolut isoliert ist und in den überhaupt kein Geräusch von außen eindringt.
In diesem Raum hatten 94 Prozent aller Versuchspersonen einen Tinnitus!
Damit war nicht gemeint, dass sie ihr Blut rauschen hörten, oder ihren Herzschlag (also einen objektiven Tinnitus). Nein, 94 Prozent aller Versuchspersonen (also eigentlich alle) hörten einen subjektiven Tinnitus.

Natürlich war bei den allermeisten der Tinnitus so leise, dass sie ihn nur innerhalb dieses schalltoten Raumes hörten. Aber für uns in der Behandlung ist das Entscheidende an dieser Feststellung, dass es sich beim chronischen Tinnitus wohl eher um ein Verstärkungsphänomen handelt. Das bedeutet, dass Verstärkungsprozesse im Gehirn der Grund dafür sind, dass man einen Tinnitus in größerer Lautstärke wahrnimmt.
Vergleichen kann man dieses Phänomen mit einer Stereoanlage, bei der die Lautstärke ganz aufgedreht ist, ohne dass ein Tonsignal abgespielt wird. Meistens hört man dann auch Geräusche aus den Lautsprechern, die durch die elektrischen Prozesse in der Anlage entstehen. Also sozusagen den Tinnitus der Stereoanlage.

Es ist extrem wichtig, sich klarzumachen:

Tinnitus ist ein Phänomen, das unter den passenden Umständen, eigentlich alle haben!

Nur wird bei einigen dieser Verstärkungsmechanismus unkontrolliert losgetreten und das Geräusch wird so massiv verstärkt, dass man darunter leidet.

Das ist auch der Grund dafür, warum die Zahlen über die Häufigkeit von Tinnitus so extrem unterschiedlich sind. Was ist mit Tinnitus gemeint? Ab wann spricht man von einem Tinnitus, ab wann ist er chronisch? Wir beziehen uns bei den folgenden Zahlen auf eine große Befragung, die von der DTL durchgeführt wurde. Hierzu wurden über 3.000 Telefoninterviews geführt. (Näheres können Sie bei der DTL selbst erfahren, die eine wirklich sehr gute Selbsthilfeorganisation ist.)

- Fast 19 Millionen Deutsche haben bzw. hatten schon einmal Ohrgeräusche
- Fast 10 Millionen hatten Ohrgeräusche, die länger als 5 Minuten anhielten
- Ca. 3 Millionen waren zum Untersuchungszeitraum von Tinnitus betroffen
- 2,7 Millionen hiervon haben einen chronischen Tinnitus
- Jedes Jahr erkrankt ein halbes Prozent der Bevölkerung neu an einem chronischen Tinnitus, das sind 340.000 Personen, oder anders ausgedrückt, alle anderthalb Minuten bekommt jemand neu einen chronischen Tinnitus in Deutschland.
- 1,5 Millionen sind in Deutschland so sehr durch ihren Tinnitus beeinträchtigt, dass sie therapeutische Hilfe benötigen.

Von den Tinnitusbetroffenen haben 53 Prozent eine Hörminderung und 44 Prozent leiden an einer Geräuschempfindlichkeit (Hyperakusis).

Mit zunehmendem Alter steigt der Anteil der Betroffenen prozentual an, wobei gerade in letzter Zeit eine steigende Anzahl junger Patienten hinzukommt. Dies wird vor allem auf die zunehmende Lärmbelastung zurückgeführt.

Welche Menschen bekommen Tinnitus?

Oft wird uns die Frage gestellt, wer eigentlich Tinnitus bekommt und ob es einen »typischen Tinnitusbetroffenen« gibt.

Hierzu gibt es viele Untersuchungen, weil man sich erhoffte, so Hinweise für eine Behandlung bekommen zu können. Aber die Antwort lautet: Es gibt keine Besonderheit bei den Menschen, die Tinnitus bekommen (was eigentlich auch kein Wunder ist, wenn man bedenkt, dass ja fast alle im schalltoten Raum einen haben). Man hat wirklich fast alles ausprobiert und untersucht, – Charaktereigenschaften, Berufe, Geschlecht, Herkunft – und jede Menge psychologischer Tests durchgeführt. Es kommt einfach kein typischer »Tinnitus-ler« heraus.

Es geistert die Vorstellung durch die Köpfe der Betroffenen, dass der Stress die Ursache von Tinnitus ist (hierzu gibt es eine eigene Frage). Tinnitus wird als Stress-Problem bezeichnet.
Und die meisten Tinnitus-Betroffenen haben auch tatsächlich ein Stressproblem.

Aber dabei handelt es sich um ein typisches Henne–Ei–Problem: Was war zuerst, der Stress oder der Tinnitus?
Es ist mehr als nachvollziehbar, dass jemand, der ein permanentes Geräusch hört, von dem er nicht weiß, woher es kommt, unter ziemlichen Stress gerät.

Ein anderes Problem ist, dass der Tinnitus selbst ja kein eigenständiges Krankheitsbild ist, sondern ganz verschiedene Ursachen haben kann. Und so unterschiedlich, wie die Ursachen sind, sind auch die »Typen« von Betroffenen.

Lassen Sie sich kein Etikett verpassen. Das einzige, was Tinnitus-Betroffene wirklich gemeinsam haben ist – dass sie einen Tinnitus haben. Sonst nichts!

Habe ich eine Psycho-Macke?

Viele Betroffene fragen uns immer wieder, ob sie psychisch krank sind, weil sie einen Tinnitus haben. Das ist natürlich so nicht richtig! Was es natürlich gibt, ist, dass Leute, die eine psychische Störung haben, auch unter einem Tinnitus leiden können. So nehmen z. B. 56 Prozent unserer Patienten, die eine Angststörung haben, auch einen Tinnitus wahr. Wobei hier anscheinend die ängstliche Selbstbeobachtung, die diese Patienten meistens ziemlich intensiv betreiben, eine entscheidende Rolle spielt.

Man kann natürlich auch, wie es auf Bayerisch heißt, »Läus' und Flöh' haben«; das bedeutet, eine psychische Störung und ein chronischer Tinnitus bestehen gleichzeitig, ohne dass das eine etwas mit dem anderen zu tun hat.

Was wir aber sehr häufig beobachten sind sogenannte reaktive Störungen, vor allem bei den schwer Betroffenen. Reaktiv bedeutet, dass die Störung als Reaktion auf den Tinnitus aufgetreten ist. Schwer Betroffene beschreiben häufig Symptome wie Schlafstörungen, niedergedrückte Stimmung, sozialen Rückzug, ständiges Grübeln, Gereiztheit und einen Verlust von Antrieb und Interesse. Das ist bei jemandem, der schwer betroffen ist, auch nachvollziehbar.

Genau diese Symptome sind die einer Depression; wobei diese Depression dann natürlich nichts mit irgendwelchen frühkindlichen Erlebnissen, oder einer »Psycho-Macke« zu tun hat. Es ist die Folge der ständigen Beschäftigung mit und der Beeinträchtigung durch den Tinnitus.

Sehr häufig sind auch sog. Anpassungsstörungen, das sind Schwierigkeiten, sich an den Tinnitus und die Beeinträchtigungen hierdurch anpassen zu können. Die Symptome hierbei sind meist leichte depressive oder ängstliche Symptome, Gereiztheit und Überempfindlichkeit, Schlafstörungen etc. Auch hier sind die Symptome die Folge des Tinnitus und für die meisten Betroffenen nachvollziehbar. Allerdings wissen die meisten Be-

troffenen gar nicht, dass sie eine Depression oder Anpassungsstörung haben; sie denken einfach: »Das ist halt so«.

Gegen Depressionen und Anpassungsstörungen kann man aber
natürlich etwas machen; es gibt hilfreiche Medikamente, unter
Umständen können auch Gespräche helfen.

Daher ist es wichtig, vor allem für die mittel bis schwer Betroffenen, dass sie mit einem Fachmann reden, also einem
Psychotherapeuten oder Psychiater. So kann man feststellen,
ob es eventuell sinnvoll wäre, etwas gegen diese begleitenden
Symptome zu tun.

**Einen Tinnitus zu haben bedeutet nicht, dass ich psy-
chisch krank bin!**

Wo entsteht ein Tinnitus?

Die Antwort hierauf überrascht die meisten:

Tinnitus entsteht nicht im Ohr! Er entsteht im Gehirn.

Vor einigen Jahren wurden Experimente durchgeführt, die nachweisen konnten, dass Tinnitus zwar im Ohr entsteht, aber das Gehirn, auf dem Weg vom Hörnerv über die verschiedenen Stationen bis zur Hörrinde, darüber entscheidet, ob Sie ihn wahrnehmen oder nicht.

Bei Tieren wurde absichtlich ein Tinnitus erzeugt, durch Lärm und Medikamente. Anschließend wurde untersucht, welche Teile des Gehirns bei diesen Tieren aktiv sind. Erstaunlicherweise wurde festgestellt, dass die Hörnerven kurz hinter dem Ohr sogar weniger oder gar keine Aktivität aufwiesen, jedoch in höheren Zentren des Gehirns vermehrt Impulse auftraten, die an die Hörrinde weitergeleitet werden.

Es ist sogar so, dass bei diesen Tieren *weniger* Signale von den Ohren an die Hörnerven weitergegeben wurden. Das ist auch nicht verwunderlich, da der Tinnitus dadurch erzeugt wurde, indem gezielt Haarzellen geschädigt wurden.

Es ist also so, dass der Tinnitus als Folge einer fehlerhaften Signalverarbeitung im Gehirn selbst entsteht.

Für die Therapie des Tinnitus ist diese Erkenntnis geradezu revolutionär: In der Behandlung des chronischen Tinnitus müssen wir uns genau auf diese fehlerhafte Signalverarbeitung konzentrieren.

Eine ganz entscheidende Rolle fällt hierbei zwei unterschiedlichen Zentren im Gehirn zu, der Formatio retikularis, dem Zentrum der Aufmerksamkeit und dem limbischen System, dem Zentrum von Gefühlen und Sitz von einem Teil des Gedächtnisses (siehe: Welche Gehirnzentren sind an der Entstehung des Tinnitus beteiligt).

Wie funktioniert eigentlich das Hören?

Eine Schallwelle, also eine winzig kleine Druckveränderung in der Luft, wird von der Ohrmuschel aufgefangen und über den Gehörgang (Hörkanal) an das Trommelfell weitergeleitet.

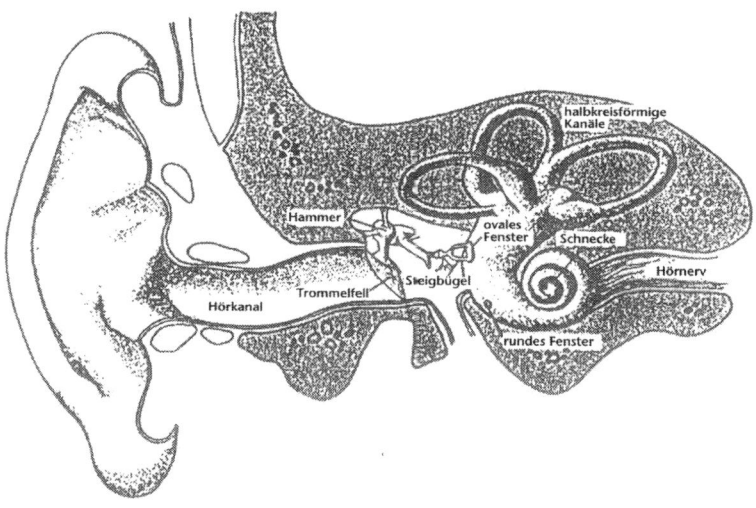

Abb. 1: schematische Darstellung des Hörorgans

Das Trommelfell wird dadurch in winzig kleine mechanische Schwingungen versetzt. Hinter dem Trommelfell sitzen die Gehörknöchelchen Hammer, Amboss und Steigbügel. Die nehmen diese Schwingungen auf und leiten sie an die Cochlea, die sog. Schnecke, weiter. Über ein kompliziertes System von Hebelwirkung und der Kraft der winzigen Muskeln im Mittelohr können die Schwingungen bei leisen Tönen verstärkt und bei lauten Tönen abgeschwächt werden. Die winzigen Schwingungen des Trommelfells werden durch winzige Bewegungen des Steigbügels auf das ovale Fenster der Cochlea übertragen, die mit einer Flüssigkeit gefüllt ist.

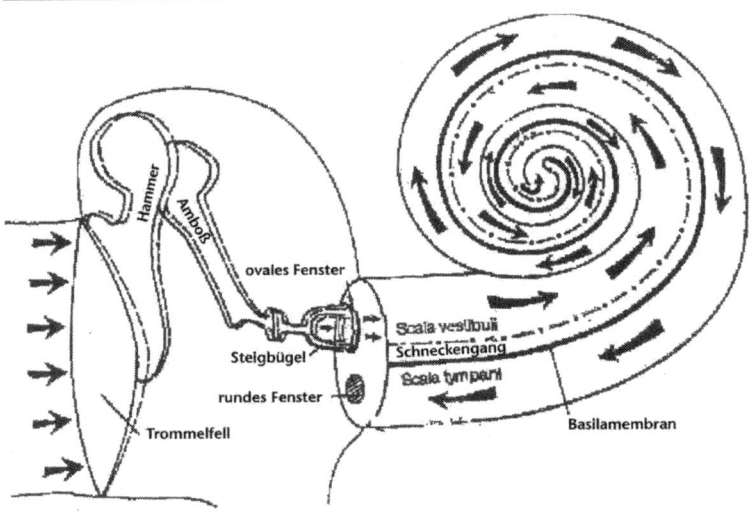

Die Cochlea selbst ist fest in das Felsenbein des Schädels einge-
wachsen, also völlig von Knochen umgeben.

Diese Flüssigkeit wird in wellenartige Bewegung versetzt – kurze
Wellen für die hohen Töne und lange Wellen für die tiefen
Töne; die mechanischen Schwingungen sind somit in Flüssig-
keitswellen umgewandelt.
In der Schnecke aufgereiht sitzen kleine Sinneszellen, die
sog. Haarzellen.

Diese Haarzellen funktionieren wie Bewegungsmelder. Je nach
Wellenlänge werden diese Sinneszellen bewegt und wandeln
die mechanische Energie dieser Wellen in elektrische Energie
um. Die hohen Frequenzen erregen die Sinneszellen am Eingang der Schnecke, die tiefen die ganz am Ende, im Inneren der
Schneckenwindung.

Die elektrische Energie, die von den inneren Haarzellen aus der
mechanischen Energie umgewandelt wurde, wird über die Hörnerven an das Gehirn weitergeleitet.

Im Gehirn durchlaufen diese Nerven verschiedene Stationen, wo der elektrische Impuls verstärkt oder abgeschwächt werden kann. Und ganz am Ende dieser Kette, dicht unter der Schädeldecke, liegt unser Hörzentrum, in dem wir diese elektrische Energie als Geräusch identifizieren und somit wahrnehmen.

Dieser Weg vom Ohr bis ins Gehirn wird als Hörbahn bezeichnet. Zum einen gibt es viele Umschaltstationen (um genau zu sein: 7 verschiedene) und zum anderen gibt es Verbindungen zu anderen Teilen des Gehirns (und auch zur Hörbahn der gegenüberliegenden Seite), die alle einen Einfluss auf das Signal haben können.

Sie können sich vorstellen, dass es auf diesem langen Weg jede Menge Einflussfaktoren geben kann. Und wenn Sie einen Tinnitus haben, dann ist das auch bei Ihnen so.

Was sind Haarzellen?

Jetzt noch einmal, aber etwas genauer:

Die Haarzellen sind die eigentlichen Sinnesorgane in unserem Innenohr. Die Haarzellen funktionieren wie Bewegungsmelder und sie sind der Reihe nach in der Schnecke angeordnet – insgesamt 35.000 pro Ohr.

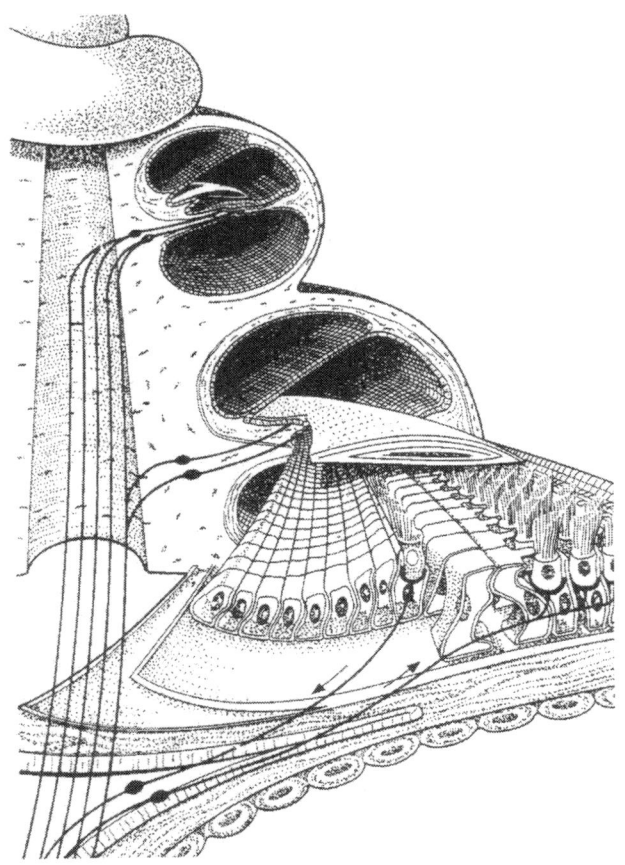

Abb. 3: Querschnitt durch die Schnecke mit Haarzellen

Es gibt zwei unterschiedliche Typen, die *äußeren (ÄHZ) und die inneren Haarzellen (IHZ)*, wobei nur die IHZ Impulse an das Gehirn weitergeben.

Die Schallwellen in der Luft werden, wie bereits erwähnt, in Flüssigkeitswellen in der Schnecke umgewandelt, über das Trommelfell und die Gehörknöchelchen. Hohe Töne machen kurze Wellen, tiefe Töne machen lange Wellen.

Und je nach Wellenlänge reagieren die unterschiedlichen IHZ wie Bewegungsmelder – sie wandeln die mechanische Energie in einen elektrischen Impuls um, der dann über den Hörnerv weitergeleitet wird.

Die ÄHZ dienen dazu, die Empfindlichkeit des Gehörs zu regeln, indem sie dafür sorgen, dass die Schallwelle besser (oder schlechter) auf die IHZ treffen kann.

Die Haarzellen können durch unterschiedliche Einwirkungen geschädigt werden: Lärm, bestimmte Medikamente, bei Infektionskrankheiten, etc. Dieser Schaden kann entweder vorübergehend sein, oder permanent wobei die äußeren Reihen besonders empfindlich sind. Wenn eine IHZ zerstört ist, dann ist das Hören in dieser speziellen Frequenz unwiederbringlich beeinträchtigt. Die Nachbarzellen können zwar ein bisschen helfen, aber diese eine spezielle Frequenz ist gestört.
Die häufigste Schädigung ist die Lärmschädigung. Das bedeutet, ein starker Schallimpuls bricht die Sinneshaare der betreffenden IHZ ab und sie fällt aus. Wie man sich leicht vorstellen kann, sind die IHZ, die direkt am Eingang zum Innenohr liegen, besonders gefährdet, dort ist die mechanische Einwirkung am stärksten. Darum beginnt die Lärmschwerhörigkeit meist in den hohen Frequenzen.

In den folgenden faszinierenden Abbildungen, die mit einem Elektronenmikroskop gemacht wurden sehen Sie Haarzellen, von gesund bis zerstört:

Zunächst die gesunden Haarzellen, eine Reihe kleiner Stifte:

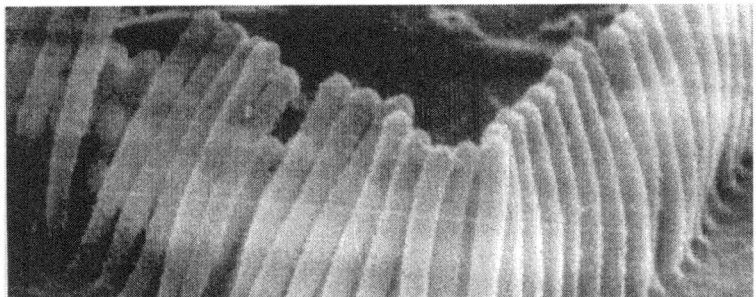

Abb. 4: »gesunde« Haarzellen

Hier sind die Haarzellen verklebt, was z. B. nach einer langen Diskonacht vorkommen kann. Dieser Schaden kann sich noch erholen:

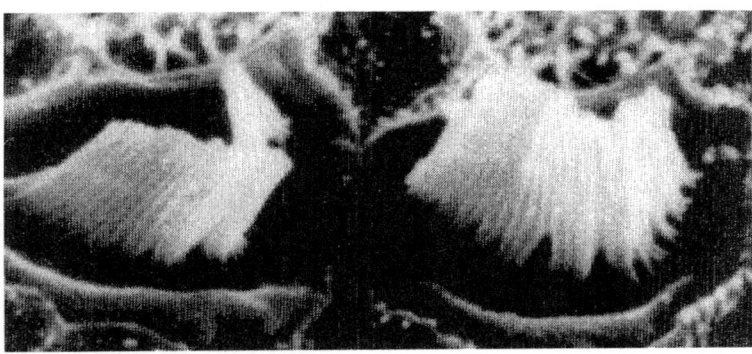

Abb. 5: »verklebte« Haarzellen

Aber hier gibt es nichts mehr, das sich noch erholen könnte. Diese Haarzellen sind unwiederbringlich zerstört:

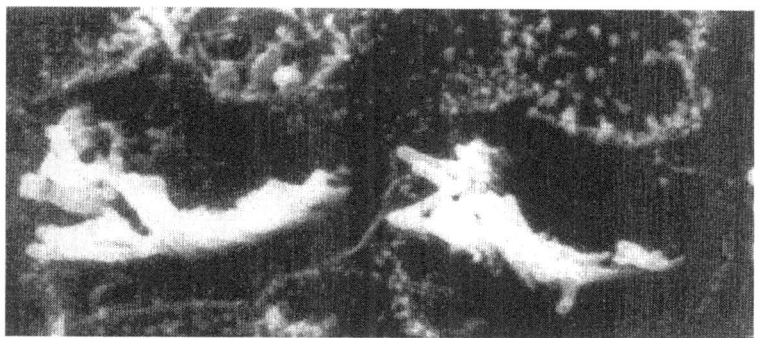

Abb. 6: zerstörte Haarzellen

Diese Bilder zeigen eindrucksvoll, was Lärm mit unseren Ohren anstellen kann.

Was ist ein Audiogramm?

Ein Audiogramm ist der Fachausdruck für den Hörtest, den Ihr Ohrenarzt oder Hörgeräteakustiker mit Ihnen durchführt.

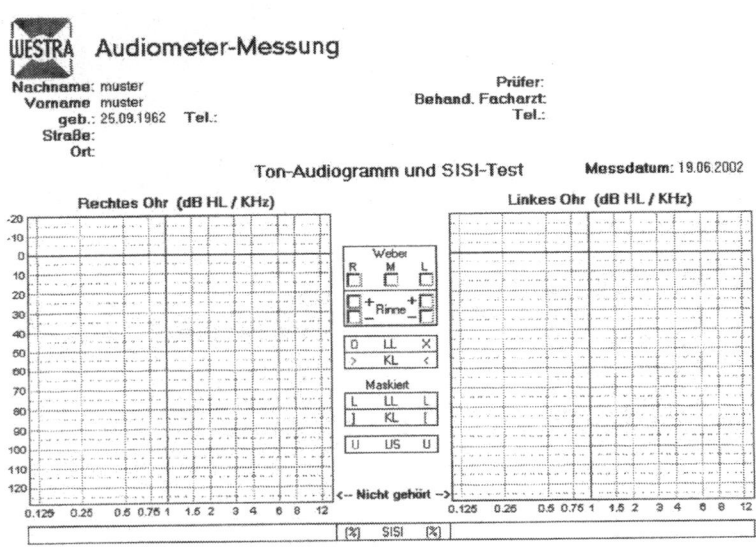

Abb.7: Audiogramm – Formular

Dabei werden über Kopfhörer einzelne Töne vorgespielt und man gibt an, ab wann man diese Töne hören kann. Das menschliche Gehör kann Töne in einem Frequenzspektrum von 20 bis 20.000 Hz wahrnehmen (Hz bedeutet Hertz und das heißt Schwingungen pro Sekunde). Die Prüffrequenzen im Audiogramm beziehen sich aber vor allem auf den Bereich hörbarer Sprache.

Bei der Audiometrie, so heißt die Untersuchung, werden in den Prüffrequenzen jeweils Töne in ansteigender Lautstärke vorgespielt. Die Einheit für die Lautstärke ist das Dezibel (dB). Die Skala der Lautstärke (am linken Rand des Audiogramms) in Dezibel ist logarithmisch. Das bedeutet ein Unterschied von 3 dB entspricht einer Verdopplung der Lautstärke, 10 dB entsprechen einer Verzehnfachung. Das bedeutet, dass ein Ton von 3 dB doppelt so laut ist wie ein Ton von 1 dB, ein Ton von 6 dB ist vier mal lauter und ein Ton von 30 dB ist tausend mal lauter als 1 dB.

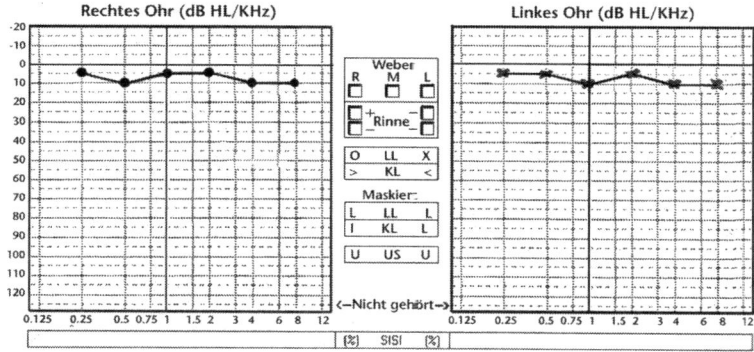

Abb. 8: »normales« Audiogramm

In dieser Abbildung sieht man ein Audiogramm einer gesunden Versuchsperson. Es ist normal, dass sich die beiden Kurven ein wenig unterscheiden.

Die einzelnen Prüffrequenzen liegen hier zwischen 250 und 8.000 Hertz. Das menschliche Ohr ist zwar weitaus empfindlicher, aber die Hörtests beziehen sich zum einen auf das, was Hörgeräte leisten können, und zum anderen auf den Bereich der menschlichen Sprache, deren Verstehen als wichtigste Funktion des Gehörs angesehen wird.

Gemessen werden sowohl die Luftleitung über einen Kopfhörer, als auch die Knochenleitung über einen Kontakt auf dem Knochen hinter dem Ohr, zur Unterscheidung zwischen Mittelohr- und Innenohrfunktion. (zur Vereinfachung ist in den Bildern nur die Luftleitung eingezeichnet)

Ein Abfall im Bereich der hohen Frequenzen entspricht der sog. Hochtonschwerhörigkeit, die auch oft als Hochtonsenke bezeichnet wird (weil sich die Kurve im Audiogramm im Hochtonbereich ab*senkt*)

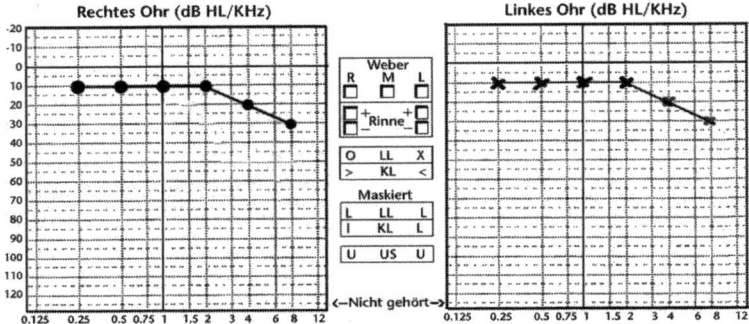

Abb. 9: Audiogramm mit Hochtonsenke

Welche Gehirnzentren sind an der Entstehung des Tinnitus beteiligt?

Auf dem Weg vom Ohr bis zur Hörrinde, das ist der Teil des Gehirns, in dem wir bewusst hören, gibt es viele einzelne Stationen, die Einfluss auf die Verarbeitung des Signals aus dem Ohr haben.

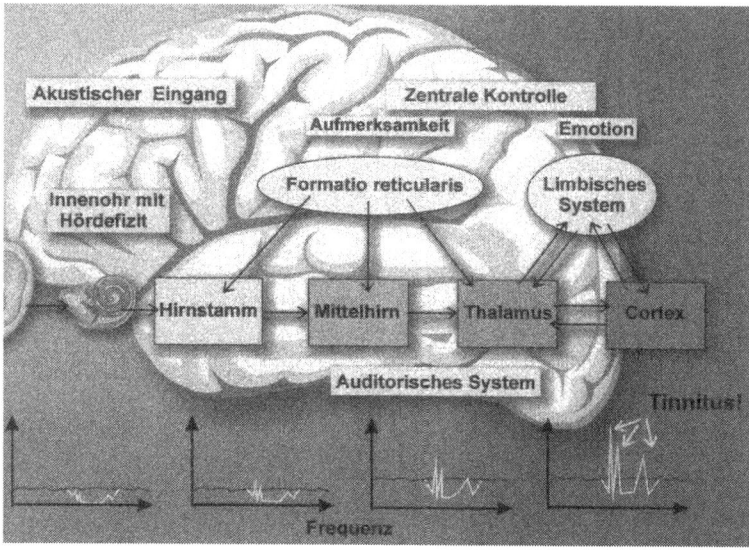

Abb. 10: beteiligte Hirnzentren bei der Tinnitusentstehung

Es ist nicht so, dass jeder Impuls aus dem Ohr direkt in die Hörrinde gelangt. Ganz im Gegenteil. Diese Impulse werden ganz häufig verschaltet, also von einer Nervenzelle zu einer anderen weitergegeben. Und bei jedem dieser Schaltprozesse wird das Signal ein wenig verändert.

Diese Veränderungen dienen dazu, dass wir gewisse Signale, die für uns nicht von Bedeutung sind, herausfiltern können und andere, die wichtig sind, verstärken.

Zwei Zentren im Gehirn, die einen besonderen Einfluss auf die

Entstehung des Tinnitus haben, wollen wir näher betrachten: Die Formatio retikularis und das limbische System.

Die *Formatio retikularis* ist, vereinfacht gesagt, der Sitz unserer Aufmerksamkeit. Alle unsere Wahrnehmungen durchlaufen dieses Zentrum und werden dabei geprüft. Diese Prüfung bezieht sich darauf, ob wir diesem Signal mehr Aufmerksamkeit widmen sollen oder nicht. Ein bekanntes, ungefährliches Signal wird ausgeblendet, ein unbekanntes, vielleicht gefährliches Signal wird weitergeleitet und verstärkt. Für ein Ihnen vielleicht bekanntes Phänomen ist die Formatio retikularis verantwortlich: Wenn jemand unseren Namen ruft, dann wenden wir ganz automatisch unseren Kopf und unsere Aufmerksamkeit zu demjenigen, der uns gerufen hat; dies nennt man eine Orientierungsreaktion.

Selbst wenn es in der Umgebung relativ laut ist, können wir das uns bekannte Geräusch (unseren Namen) gezielt aus den Umgebungsgeräuschen herausfiltern. Leider scheint es so zu sein, dass genau diese Verstärkung dem Tinnitussignal bei den Betroffenen mit chronischem Tinnitus passiert.

Das *limbische System* ist sozusagen der Sitz von unseren Gefühlen und einem Teil des Gedächtnisses. Durch das limbische System laufen ebenfalls alle unsere Wahrnehmungen, und hier werden sie mit alten, abgespeicherten Wahrnehmungen verglichen und bewertet. Diese Bewertung betrifft vor allem den emotionalen Anteil, also das Gefühl, das wir mit diesem Signal verbinden. Man kann sagen, im limbischen System sitzt die emotionale Bewertung, die wir unserem Tinnitus geben. Ist sie negativ, also gefährlich, wird das Signal verstärkt.

Neben der Verstärkung oder Abschwächung des Signals können das limbische System und die Formatio retikularis aber auch eine ganze Reihe von körperlichen Reaktionen in Gang setzen.

Diese Reaktionen betreffen vor allem unser Aktivitäts- und Anspannungsniveau.

Zur Veranschaulichung ein plastisches Beispiel: Dieses System der Wahrnehmung und Bewertung entwickelte sich bereits in der Vorzeit. Um zu verstehen, warum dieses System existiert, stellen Sie sich Folgendes vor:

Unser Vorfahr aus der »Jäger und Sammler« – Zeit ist gerade damit beschäftigt, ein paar Beeren zu sammeln. Da sieht er am Horizont einen Säbelzahntiger.

Was wäre jetzt sinnvoll: Unser Vorfahr sieht den Tiger und denkt: »Aha, ein gelbes Tier mit schwarzen Streifen, ungefähr einen Meter hoch, mit riesigen Zähnen, über die es sich schleckt, und das in meine Richtung rennt ... Hm, das könnte gefährlich werden, ich glaub', ich mach' mich vom Acker« oder den Tiger sehen und so schnell wie möglich auf den nächsten Baum?

Sie könne sicher nachvollziehen, dass wahrscheinlich der Vorfahr auf dem Baum eine bessere Überlebenschance hatte.

Und das ist der Sinn hinter dieser Art der Informationsverarbeitung. So schnell wie möglich auf Gefahren reagieren zu können.

Aber auch aus der Sicht des Säbelzahntigers, der über das gleiche System verfügt, hat das System seinen Nutzen. Stellen Sie sich Folgendes vor:

Ein hungriger Säbelzahntiger schleicht durch die Gegend, als er einen dieser kleinen, fellbeschürzten Kerle entdeckt, von denen er weiß, dass sie so gut schmecken.

Was wäre aus der Sicht des Säbelzahntigers sinnvoll:

Langsam hingehen und ihn fragen, ob er etwas dagegen hat, verspeist zu werden,

oder so schnell wie möglich hin und fressen?

Die Signalverarbeitung in der Formatio retikularis und im limbischen System führt dazu, dass in Sekundenbruchteilen auf Situationen reagiert werden kann. Sie hat nicht nur Einfluss auf unsere Wahrnehmung, sondern auch auf unser Aktivitätsniveau.

Sie fragen sich jetzt wahrscheinlich, was hat ein Säbelzahntiger mit meinem Tinnitus zu tun? Und genau hier liegt das Problem:

Unser Gehirn betrachtet den Tinnitus genauso wie einen Säbelzahntiger: Als unbekannt und gefährlich. Und deshalb werden die Tinnitussignale auch verstärkt und unser ganzer Körper reagiert mit einer ausgewachsenen Stressreaktion darauf. Solange das Tinnitussignal als gefährlich angesehen wird, sorgt unser Gehirn dafür, dass es ständig in unserer bewussten Wahrnehmung bleibt.

Für die Behandlung hat dieses System einen ganz besonderen Stellenwert: Wir müssen lernen, den Tinnitus als das zu bewerten, was er in Wirklichkeit ist: weder gefährlich noch bedrohlich, kein Vorbote einer schweren Erkrankung oder des drohenden Wahnsinns. Der Tinnitus ist einfach nur ein Geräusch. Diese Bewertung dahingehend zu verändern ist das Ziel der Tinnitusbewältigung.

Wenn Ihnen das gelingt, dann droht dem Tinnitus das gleiche Schicksal wie dem Säbelzahntiger:

Die sind ja bekanntlich ausgestorben!

Kann man Tinnitus heilen?

Hier muss man unterscheiden, was mit »heilen« gemeint ist. Nicht vergessen, Tinnitus ist nur ein Symptom, keine Krankheit. Die Ursache ist meistens eine Schädigung im Ohr, genauer gesagt, der Sinneszellen im Ohr. Und diese Ursache kann man in der Regel nur direkt nach dem Auftreten heilen. Wenn die Haarzellen zerstört sind, dann bleiben sie das auch (ob man eines Tages die Haarzellen zum Nachwachsen bringen kann, wie das bei einigen Tierarten der Fall ist, wird erforscht). Also kann man den Tinnitus, der die Folge dieser Schädigung ist, derzeit nicht »heilen«.

Aber bevor Sie jetzt frustriert aufhören zu lesen: Das bedeutet nicht, dass man mit der Beeinträchtigung durch den Tinnitus leben muss und sich nichts daran ändern wird, oder dass der Tinnitus nicht auch wieder nachlassen oder sogar verschwinden kann.

Ganz im Gegenteil! Jetzt kommt der wohl wichtigste Satz in der Tinntusbewältigung:

Das Problem ist gar nicht der Tinnitus an sich. Das Problem ist die Beeinträchtigung durch den Tinnitus.

Wenn Sie diesen Satz wirklich verstanden haben, dann haben Sie den Schlüssel zur Bewältigung in der Hand.

Es gibt viele Untersuchungen darüber, welche Art von Tinnitus die »schlimmste« ist, und das Ergebnis dieser Untersuchungen ist erstaunlich: Es ist völlig egal, ob der Tinnitus leise oder laut, ein Ton oder ein Geräusch, in einem oder in beiden Ohren ist! Der einzige Unterschied liegt in der Beeinträchtigung durch den Tinnitus.

Und diese Beeinträchtigung durch den Tinnitus ist heilbar.

Aber nicht durch Infusionen, Operationen, Magnetfelder oder sonstige Tricks. Was Sie hierfür tun müssen, ist Ihre Bewertung des Tinnitus zu ändern.

Wenn der Tinnitus von Ihnen nicht mehr als gefährlich oder bedrohlich erlebt wird, dann können Sie lernen, damit umzugehen und ihn zu »vergessen«. Das bedeutet, ihn aus Ihrer bewussten Wahrnehmung auszublenden.

Der Einwand, der hier sehr oft von unseren Patienten kommt, ist: »Wie soll ich ausgerechnet das vergessen können, was mein Leben total beeinflusst?«

Das ist etwas, was immerhin 90 Prozent der Menschen mit Tinnitus ohne große Hilfe auch gelingt!

9 von 10 Betroffenen lernen, ihren Tinnitus anders zu bewerten und können so aufhören, darunter zu leiden. Es ist also kein unmögliches Ziel.

Sie müssen sich allerdings von der Vorstellung verabschieden, dass es irgendein »Wundermittel« gibt, das die zugrunde liegende Schädigung im Ohr auf wundersame Weise rückgängig macht.

Solange Sie auf dieses Mittel hoffen, können Sie Ihre Bewertung des Tinnitus nicht wirklich ändern.

So widersprüchlich es auch klingen mag:

Um Ihren Tinnitus loswerden zu können, müssen Sie ihn zuerst akzeptieren.

Und Sie müssen lernen, ihn richtig zu bewerten.

Ist Tinnitus gefährlich?

Nein!

In über 95 Prozent der Fälle ist Tinnitus die Folge ganz und gar ungefährlicher Erkrankungen (was nicht bedeutet, dass er nicht trotzdem extrem lästig oder unangenehm sein kann).

Es gibt nur ganz wenige Erkrankungen, die Folgen haben können und bei denen Tinnitus ein Symptom ist. Ihr HNO-Arzt wird diese wenigen Erkrankungen im Rahmen der Routineuntersuchungen ausschließen.

Es ist extrem wichtig, sich klarzumachen, dass Tinnitus kein Hinweis auf eine bedrohliche Erkrankung ist! Viele unserer Patienten befürchten drohende Schlaganfälle, fortschreitenden Hörverlust, drohende Taubheit oder wahnsinnig zu werden.

Es ist in vielen Studien genau untersucht worden, ob und wie Tinnitus mit schweren Erkrankungen zusammenhängt. Und es ist kein Zusammenhang gefunden worden:
Tinnitus-Betroffene bekommen weder häufiger Schlaganfälle oder Herzinfarkte noch bedeutet Tinnitus in der Regel, dass Ihr Gehör immer schlechter werden wird oder ähnliche gruselige Perspektiven. Natürlich gibt es Ausnahmen, aber die sind wirklich ganz selten.

Also noch mal:

Ihr Tinnitus mag Ihnen die Ruhe rauben und Sie nerven, aber er ist kein Vorbote oder Anzeichen einer schweren Erkrankung!

Was soll ich bei akutem Tinnitus tun?

Zunächst sollten Sie einen HNO-Arzt aufsuchen, der Sie gründlich untersucht. Im Rahmen dieser Untersuchung wir er Ihr Gehör prüfen und feststellen, ob es gelitten hat.

Am häufigsten tritt Tinnitus als Folge einer Lärmbelastung auf, oder es kommt in seltenen Fällen in Folge einer plötzlichen einseitigen Hörminderung (Hörsturz) zu einem Tinnitus. Hierbei ist auch das Gehör beeinträchtigt.

Ist dies der Fall, wird Ihr HNO-Arzt Ihnen Therapiemaßnahmen vorschlagen. In der Regel eine Infusionsbehandlung und/oder eine sogenannte HBO (hyperbare Sauerstofftherapie).

Bei der Infusionsbehandlung werden Cortison und eine spezielle Flüssigkeit gegeben, die das Blut besser fließen lässt. Diese Maßnahmen zielen darauf ab, das geschädigte Ohr mit mehr Sauerstoff zu versorgen und so einen Schaden an den Sinneszellen zu behandeln.

Da sich die akute Hörminderung nach einem Lärmtrauma oder Hörsturz allerdings innerhalb einer kurzen Zeit von selbst zurückbilden können, ist schwierig zu entscheiden, ob die Infusionstherapie überhaupt wirksam ist.

Anders sieht es aus, wenn Sie einen akuten Lärmschaden haben; das bedeutet, wenn Sie plötzlich einem extrem lauten Geräusch ausgesetzt waren (Feuerwerkskörper, o.Ä.) Die Patienten beschreiben hier meist einen scharfen, stechenden Schmerz und anschließend ein dumpfes Gefühl im Ohr, oft begleitet von einem Tinnitus. Bei einer akuten Lärmschädigung zeigt die hyperbare Sauerstoffbehandlung deutliche Therapieerfolge.

Sehr häufig beschreiben Patienten, dass sie nach dem Besuch eines Rockkonzerts oder einer Disko oder nach dem Arbeiten mit einer Bohrmaschine ein dumpfes Gefühl in beiden Ohren haben und einen Tinnitus hören. Dieses Phänomen hält für einige Stunden an und verschwindet dann wieder. Sollten Sie am nächsten Morgen immer noch das dumpfe Gefühl haben, dann suchen Sie ihren HNO-Arzt auf.

Das besondere Problem bei Tinnitus ist, dass wir nur in einem Teil der Fälle genau wissen, was die Ursache ist und diese dann behandeln können. Darum ist es wichtig einen Hals-Nasen-Ohren-Arzt aufzusuchen und sich untersuchen zu lassen.

Sie müssen nicht alles stehen und liegen lassen und sofort in die nächste Praxis oder Klinik fahren, aber Sie sollten sich auch nicht wochenlang Zeit lassen. Wir raten dazu, eine Nacht darüber zu schlafen, und wenn der Tinnitus am nächsten Morgen immer noch da ist, dann sollten Sie in eine HNO-Praxis oder HNO-Klinik gehen.

Oder, kurz gesagt: *Eile, aber keine Hektik!*

Eine Ausnahme ist, wenn der Tinnitus mit starken Schmerzen oder einem starken Schwindelgefühl verbunden ist, wobei mit starkem Schwindel ein Drehschwindel gemeint ist, der so stark ist, dass Sie nicht mehr gerade gehen können. In diesem Fall sollten Sie sofort einen Hals-Nasen-Ohren-Arzt aufsuchen.

In Kurzform:

Bei akutem Tinnitus sind drei Dinge wichtig:
1. **Bewahren Sie die Ruhe (die innere!) und gönnen Sie sich eine Pause**
2. **Suchen Sie Ihren HNO-Arzt auf**
3. **Leben Sie ganz normal weiter!**

Wie geht eine Infusionsbehandlung?

Als akute Behandlung wird der HNO-Arzt meist eine durchblutungsfördernde Maßnahme vorschlagen. Der Sinn ist, durch die bessere Durchblutung die Haarzellen mit mehr Sauerstoff und Nährstoffen zu versorgen und zu hoffen, dass sie sich so erholen können.

Es gibt viele unterschiedliche Medikamente, die hierbei gegeben werden, nachgewiesen ist ein Effekt bei der Infusionsbehandlung mit einem Stoff namens Hydroxyaethlystärke oder HAES.

Kombiniert wird diese Behandlung meist mit Cortison, das ebenfalls helfen soll, die geschädigten Haarzellen zu regenerieren.

Es werden mehrere Infusionen an aufeinander folgenden Tagen gegeben (in der Regel 10 Stück) und der Cortisonanteil wird stufenweise verringert.

Sinnvoll ist diese Behandlung allerdings nur im akuten Stadium, also kurz nach einem Lärmschaden oder einem Hörsturz.

Andererseits hat man in Untersuchungen festgestellt, dass sich ein Hörsturz ohne Behandlung in 68 Prozent der Fälle zurückbildet, mit Infusionen im 73 Prozent. Leider können wir nicht von vorneherein sagen, wer die verbleibenden 5 Prozent sind.

Es gibt noch eine ganze Reihe von anderen durchblutungsfördernden Medikamenten, darum gibt es hierzu eine eigene Frage.

Was ist die Hyperbare Sauerstoff Behandlung (HBO)?

Eine HBO ist die Behandlung, die vorgeschlagen wird, wenn die Infusionsbehandlung keinen Erfolg gebracht hat. Also als zweite Stufe der Akutbehandlung:

Hierbei geht es darum, das Innenohr mit so viel Sauerstoff wie möglich zu versorgen, um den Haarzellen zu helfen, sich zu erholen. Aber auch hier gilt, dass es nur funktionieren kann, wenn ein akuter Schaden vorliegt. Wenn die Haarzelle erst einmal ganz kaputt ist, dann hilft auch kein Sauerstoff mehr.

Bei der HBO werden die Betroffenen in einer Druckkammer auf einen Druck gebracht, der einer Wassertiefe von 16 Metern entspricht und dabei wird reiner Sauerstoff eingeatmet. So kann die Sauerstoffkonzentration im Blut auf das 400-fache angereichert werden.

Nachgewiesen ist ein Effekt allerdings nur bei akuten Lärmschädigungen. Wenn Sie einen chronischen Schaden haben, dann nützt die HBO nur mehr dem Betreiber der Druckkammer!

Was ist ein Hörsturz?

Von einem Hörsturz spricht man, wenn plötzlich auf einem
Ohr das Hörvermögen nachlässt. Wichtig ist hier plötzlich (darum *Hörsturz*) und auf einem Ohr. Beidseitige Hörstürze gibt es
nicht.

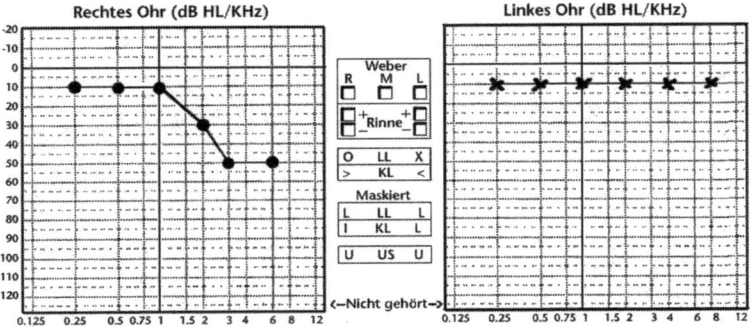

Abb. 11: Audiogramm bei Hörsturz

In dieser Abbildung eines Audiogramms bei einem rechts-
seitigen Hörsturz kann man gut sehen, wie die Hörkurve auf
dem rechten Ohr plötzlich abfällt; links gibt es keine Veränderung.

Hörsturz ist trotz der vielen Berichte darüber relativ selten; in
Deutschland treten ca. 35.000 Fälle pro Jahr auf. Die meisten
Hörstürze bilden sich innerhalb kurzer Zeit zurück. In einer
großen Studie wurde festgestellt, dass sich ca. 70 Prozent der
Hörstürze innerhalb eines Monats zurückbilden.

Hörstürze können die unterschiedlichsten Formen annehmen:
Es kann das gesamte Gehör auf dem betroffenen Ohr völlig verschwunden sein, er kann sehr stark oder auch nur ganz leicht
sein, er kann die tiefen, die mittleren oder die hohen Frequen-

zen betreffen. Die Beeinträchtigung der tiefen Frequenzen bildet sich am ehesten zurück.

In neueren Untersuchungen wurde festgestellt, dass anscheinend Menschen in kommunikativen Berufen, also Menschen, die viel reden müssen und Umgang mit anderen Menschen haben, häufiger von Hörstürzen betroffen sind.

Mit den Ursachen eines Hörsturzes verhält es sich ähnlich wie mit dem Tinnitus. In einigen wenigen Fällen gibt es nach den Untersuchungen eine konkrete, behandelbare Ursache, d. h. man nennt es dann nicht mehr Hörsturz, sondern mit dem Namen der gefundenen Erkrankung.

In den meisten Fällen wissen wir nicht genau, wo er herkommt. Wir haben beobachtet, dass anscheinend die Sinneszellen im Innenohr, die Haarzellen, davon betroffen sind. Aber von außen kann man die Haarzellen nicht sehen, dafür sind sie zu klein.

Darum ist es wichtig, bei einem Hörsturz den HNO-Arzt aufzusuchen, damit er Sie untersuchen und feststellen kann, ob man die Ursache behandeln kann. Die Behandlung des Hörsturzes ist der Behandlung des akuten Tinnitus sehr ähnlich.

Mehr hierzu finden Sie bei der Frage: Wie wird ein akuter Tinnitus behandelt?

Was ist eine Hyperakusis?

Hyperakusis ist der medizinische Fachausdruck für Geräusch-Überempfindlichkeit. Sie macht sich dadurch bemerkbar, dass alltägliche Geräusche als unangenehm laut oder sogar schmerzhaft empfunden werden. Meistens vermeiden die Betroffenen Geräusche und versuchen sich davor zu schützen. Das kann so weit gehen, dass sie nur mehr mit Gehörschutz das Haus verlassen, oder sich sogar völlig zurückziehen.

Fast die Hälfte aller Tinnitusbetroffenen leiden darunter und es gibt auch hier wieder eine ganze Reihe von Gespenstern, die zusätzlich Angst machen.

Zuerst einmal: Eine Hyperakusis ist keine Ohrenkrankheit und kein Zeichen einer bedrohlichen Verschlimmerung. Sie entsteht nicht im Ohr selbst, sondern im Gehirn. Einfach gesagt wird die Empfindlichkeit für Geräusche hochgefahren und die Geräusche werden verstärkt.

Die Impulse des Hörnervs werden auf dem Weg vom Ohr zum Gehirn in verschiedenen Zentren umgeschaltet. Bei diesen Umschaltungen können diese Impulse verstärkt oder abgeschwächt werden. Eine erregte Sinneszelle im Ohr führt dazu, dass 40 Nervenzellen in der Hörrinde erregt werden, also dort, wo wir bewusst hören.
Bei einer Hyperakusis wird dieser Verstärkungsmechanismus maximal aktiviert und wir können buchstäblich das Gras wachsen hören. Leider werden dann aber auch alltägliche Geräusche verstärkt und als unangenehm laut empfunden.

Die anfängliche Reaktion ist es natürlich, die Geräusche zu vermeiden.
Aber genau dadurch wird die Hyperakusis aufrechterhalten.

Wenn Sie sich vor Geräuschen schützen, denkt das Gehirn: »Ich muss die Empfindlichkeit noch weiter herauffahren« und die Hyperakusis verstärkt sich noch. Der einzige Weg aus diesem Teufelskreis ist es, genau das Gegenteil von dem zu tun, was man normalerweise tun würde:

Setzen Sie sich bewusst Geräuschen aus! Weg mit den Ohrstöpseln! Gewöhnen Sie sich stufenweise wieder an die normalen Umweltgeräusche, dann wird das Gehirn die Empfindlichkeit wieder auf ein normales Maß reduzieren.

Es gibt die Meinung, dass man ein vorgeschädigtes Ohr besonders gut schützen muss, weil es ja anscheinend empfindlicher ist, aber das ist medizinisch gesehen Unfug.

Die Hyperakusis hat nichts mit dem Ohr zu tun, sondern mit Ihrem Gehirn. Und Sie können Ihre Ohren nicht weiter schädigen, wenn Sie sich normalen Umweltgeräuschen aussetzen. Sie sollten sich natürlich bei Ihrem Hyperakusistraining nicht direkt vor eine Lautsprecherbox bei einem Rockkonzert stellen, aber das sollten Sie auch ohne Hyperakusis nicht tun.

Weg mit den Ohrstöpseln und heraus aus der Stille! Versuchen Sie, so normal wie möglich weiterzuleben!

Was ist ein Lärmschaden?

Ein Lärmschaden bedeutet, dass das Ohr durch zu großen Lärm eine Schädigung davon getragen hat.

Entweder als akutes Lärmtrauma, das bedeutet durch ein sehr lautes, plötzliches Geräusch (Knallkörper, Airbag), oder als chronischen Lärmschaden, das passiert nach einer langen Einwirkung von Geräuschen über 85 dB. Unser Arbeitsschutzgesetz schreibt vor, dass bei einer dauerhaften Lärmbelastung von über 85 dB(A) am Arbeitsplatz ein Gehörschutz getragen werden muss.

Eine dritte Form ist das Explosionstrauma, bei dem zu dem Knall noch die Folgen der Druckwelle hinzukommen. Es stellt die schlimmste Form der Lärmschädigung dar.

Was passiert bei einem Lärmschaden? Als Beispiel können Sie sich die Haarzellen in Ihrem Innenohr wie einen Wald vorstellen, über den der Wind (= Lärm) streift. Bei einem schwachen Wind bewegen sich die Bäume ein bisschen hin und her, bei starkem Wind können einzelne Äste abbrechen und bei einem Orkan werden ganze Bäume entwurzelt.

Genau das passiert in Ihrem Innenohr. Ein Knalltrauma ist wie ein Orkan, und bei einem Orkan werden die Bäume am Waldrand natürlich zuerst betroffen. Im Ohr sind das die hohen Frequenzen, die direkt am Eingang der Schnecke hinter dem ovalen Fenster liegen.

Darum ist das typische Zeichen des Lärmschadens ein Abfall in den hohen Frequenzen, eine sogenannte Hochton-Schwerhörigkeit.

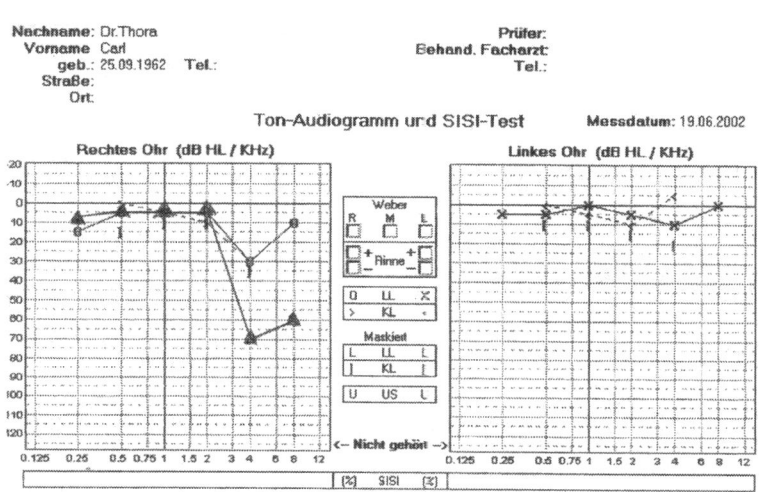

Nachname: Dr.Thora
Vorname Carl
geb.: 25.09.1962   Tel.:
Straße:
Ort:

Prüfer:
Behand. Facharzt:
Tel.:

Ton-Audiogramm und SISI-Test   Messdatum: 19.06.2002

Abb. 12: Audiogramm nach Knalltrauma

In dieser Abbildung (nebensächlich das Audiogramm eines der Autoren) sieht man beim rechten Ohr zwei Kurven: Die Kurve mit den Dreiecken ist von 1999; man kann sehen, dass sich der Schaden glücklicherweise weitgehend zurückgebildet hat.

Die Folge ist, dass man die hohen Töne schlechter hören kann und meistens sitzt der Tinnitus genau in diesem Frequenzbereich.

Oft wird diese Hochtonschwerhörigkeit gar nicht bemerkt; man merkt nur, dass das Hören allgemein anstrengender wird, weil wir das Hören der hohen Töne für das Richtungshören benötigen. Die Patienten beschreiben oft, dass sie zwar Sprache gut verstehen können, aber große Probleme bekommen, wenn mehrere Leute gleichzeitig reden, oder wenn sie bestimmen sollen, woher ein Geräusch genau kommt. Und das wiederum führt oft dazu, dass sie Geselligkeiten meiden, bei Gesprächen rascher ermüden und sich immer weiter aus dem gesellschaftlichen Leben zurückziehen.

Sprechen Sie mit Ihrem Ohrenarzt darüber, unter Umständen

kann ein Hörgerät, das die hohen Frequenzen ausgleicht, Ihr Leben erheblich einfacher machen.

Es gibt allerdings ein besonderes Phänomen bei der Schwerhörigkeit, das ist eine gezielte Überempfindlichkeit des Gehörs in den Frequenzbereichen, in denen der Schaden liegt. Das sogenannte. *Recruitment.*

Beim normalen Hören kann durch die äußeren Haarzellen die Empfindlichkeit des Gehöres eingestellt werden.

Sie müssen sich klar machen: Der Unterschied zwischen einem Geräusch von 1 dB und einem mit 100 dB ist ja nicht, dass 100 dB auch hundert mal so laut sind. 100 dB entsprechen einem Lautstärkeunterschied von 10.000.000.000 das sind 10 Milliarden. Ein geradezu unvorstellbarer Wert.

Und bei einem Lärmschaden sind nicht nur die eigentlichen Sinneszellen, die inneren Haarzellen betroffen, sondern zuerst gehen die äußeren Haarzellen kaputt, die ja die Empfindlichkeit einstellen können.

Wenn Sie einen leisen Ton hören, der immer lauter wird, dann regeln die äußeren Haarzellen die Empfindlichkeit zuerst hinauf. Wenn der Ton dann laut wird, dann wird die Empfindlichkeit durch die ÄHZ herabgeregelt.

Das bedeutet, dass jemand der einen Hochtonschaden hat, die hohen Töne zunächst schlechter hört, aber auch viel schneller an der Grenze ist, wo diese Töne als unangenehm empfunden werden, weil die ÄHZ nicht mehr dämpfen können.

Lärmschäden sind in den Industrieländern ungeheuer weit verbreitet. Man hat Untersuchungen bei Naturvölkern gemacht, die nicht unserem Alltagslärm ausgesetzt waren und hat dabei folgendes festgestellt:

Das Hörvermögen eines 35-Jährigen aus einem Industrieland entspricht dem eines 80-Jährigen aus einem Naturvolk!

Im Laufe eines »normalen« Lebens wird das Gehör immer weiter abgenutzt; wobei Abnutzung meint, dass viele kleine Schädigungen sich addieren. So spricht man in den Industrieländern von einer Altersschwerhörigkeit. Dieser Begriff lässt vermuten, dass diese Schwerhörigkeit etwas mit dem Alter zu tun hat. Das hat sie aber nicht. Hierbei geht es nur um zuviel Lärm!

Was ist eine Otosklerose?

Eine Otosklerose ist eine relativ seltene Erkrankung der drei Gehörknöchelchen Hammer, Amboss und Steigbügel im Mittelohr. Diese drei Knöchelchen übertragen die Schwingungen des Trommelfells auf das Innenohr und sie sind über winzige Gelenke miteinander verbunden.

Bei der Otosklerose verknöchern diese Gelenke, vor allem die Verbindung vom Steigbügel zum ovalen Fenster verknöchert und verliert somit ihre Beweglichkeit. Wenn die Beweglichkeit eingeschränkt ist, dann können die Schwingungen natürlich nicht richtig übertragen werden und das Gehör wird schlecht. Je weiter diese Erkrankung fortschreitet, desto schlechter wird das Gehör. Viele der Betroffenen schildern einen Tinnitus.

Es gibt eine spezielle Operation, die sog. Stapesplastik. Vereinfacht gesagt, wird dabei der Steigbügel (oder ein Teil der anderen Gehörknöchelchen) entfernt und eine künstliche Verbindung zwischen Trommelfell und Innenohr hergestellt, die dann natürlich nicht verknöchern kann.

Das Gehör ist danach auch natürlich nicht mehr ganz so gut wie früher (Prothesen können niemals so gut sein, wie das Original), aber man kann doch eine deutliche Verbesserung des Gehörs erreichen.

Öfters wurde uns berichtet, dass bei Otosklerose-Patienten zunächst kein Tinnitus vorhanden war, sie aber nach der Operation einen Tinnitus entwickelt hätten.

Den genauen Grund hierfür kennen wir nicht. Wir vermuten, dass entweder bereits vorher ein Tinnitus vorhanden war, der nur nicht wahrgenommen wurde, oder dass eine vorübergehende Gehörminderung durch die Operation (Lärmschädigung) den Tinnitus auslöst.

Wenn einem Ohr Geräusche fehlen, dann fährt das Gehirn die Empfindlichkeit für dieses Ohr herauf und alles wird stärker wahrgenommen, auch ein Tinnitus, der vorher gar nicht wahrnehmbar war.

Erinnern Sie sich daran, 94 Prozent aller Menschen hören einen Tinnitus, wenn überhaupt keine Umgebungsgeräusche vorhanden sind.

Was ist ein Hydrops?

Ein Hydrops ist eine spezielle Störung in der Schnecke im Innenohr, die mit kurzdauernden Hörstürzen, vor allem im Tieftonbereich, und oft auch mit einem eher niederfrequenten Tinnitus einhergeht, also einem tiefen Brummen oder Pfeifen. Sie wird auch als *endolymphatischer Hydrops* bezeichnet.

Diese Erkrankung hat eine sehr gute Prognose, das bedeutet, die Hörstürze bilden sich völlig zurück und der Tinnitus ebenfalls.

Aber was ist jetzt ein Hydrops? Hierfür müssen wir ein wenig ins Innenohr sehen. Wie Sie wissen, ist das Innenohr mit einer speziellen Flüssigkeit angefüllt (um genau zu sein, sind es sogar zwei unterschiedliche Flüssigkeiten, die durch eine dünne Haut voneinander getrennt sind).

Diese Flüssigkeit wird in einer speziellen Stelle gebildet und an einer anderen Stelle wieder aufgenommen, so dass ein ständiger Fluss und ein Gleichgewicht zwischen Bildung und Resorption (so nennen wir die Wiederaufnahme) herrscht.

Wenn dieses Gleichgewicht gestört ist, dann steigt der Flüssigkeitsdruck im Innenohr an, was verständlicherweise den dort befindlichen Haarzellen nicht besonders gut bekommt. Die reagieren darauf mit einem tiefen Ton und einer Hörbeeinträchtigung, vor allem in den tiefen Bereichen.

In der Regel bilden sich diese Mini-Hörstürze und das Ohrgeräusch innerhalb von Sekunden oder Minuten zurück.

Wenn sie länger andauern, dann ist das eine Erkrankung, bei der man ganz konkret etwas dagegen tun kann.

Der HNO-Arzt wird Ihnen für den Akutfall zwei Medikamente verschreiben. Zum einen Cortison und zum anderen ein Diuretikum, also ein ausschwemmendes Mittel, dass dabei hilft, den erhöhten Flüssigkeitsdruck zu senken.

Was Sie selber tun können ist, sich zu entspannen. Auffällig ist nämlich, dass der Hydrops häufig bei Personen mit hoher Stressbelastung anzutreffen ist.

Ist das bei Ihnen der Fall, sollten Sie ernsthaft überlegen, ihr Leben etwas mehr Ihrer Gesundheit anzupassen und einen Gang kürzer zu schalten. Zusätzlich können Ihnen Entspannungsverfahren dabei helfen.

Was ist ein Morbus Menière ?

Ein Morbus Menière ist eine relativ seltene Erkrankung, die durch drei Symptome gekennzeichnet ist: Einen akuten Hörverlust, massiven Schwindel und einen Tinnitus.

Wie beim Hydrops besteht ein Ungleichgewicht zwischen der Produktion und der Resorption einer der beiden Flüssigkeiten im Innenohr, der Endolymphe.

Allerdings ist hier das Ungleichgewicht so stark, dass die dünne Haut, die das Hörorgan vom Gleichgewichtsorgan trennt, einreißt.

Dadurch vermischen sich die beiden Flüssigkeiten, und da sie unterschiedliche Konzentrationen haben (was die Sinneszellen nicht gut vertragen) wird die Signalübertragung im ganzen Innenohr und vor allem auch im Gleichgewichtsorgan gestört. So kommt es zum akuten Anfall, der sehr dramatische Formen annehmen kann. Der Schwindel ist meist so stark, dass die Betroffenen, ähnlich wie im volltrunkenen Zustand, nicht mehr stehen können, und führt zu massiver Übelkeit.

Anfangs schließt sich der Defekt in dem dünnen Häutchen wieder und der Schwindel klingt im Verlauf von einigen Stunden bis Tagen ab. Wenn es aber wiederholt zu solchen Einrissen kommt, dann fällt das Gleichgewichtsorgan auf dieser Seite aus. Das Gehirn lernt nach einer gewissen Zeit, das betroffene Gleichgewichtsorgan nicht mehr bei der Informationsverarbeitung zu berücksichtigen, und die Schwindelanfälle hören auf. Aber diese Zeit davor kann für die Betroffenen wirklich schlimm sein.

Der Tinnitus beim Morbus Menière kann wieder verschwinden, wenn er aber bleibt, gilt für ihn das Gleiche wie beim chronischen Tinnitus.

Können HNO-Erkrankungen den Tinnitus schlimmer machen?

Ja, es gibt eine ganze Reihe von Erkrankungen im HNO-Bereich, die den Tinnitus schlimmer machen können.

Aber auch hier können wir nicht vorhersagen, bei welcher Person, die an einer solchen Erkrankung leidet, der Tinnitus schlimmer wird und wir können auch nicht sagen, wie viel der Tinnitus schlimmer wird.

Prinzipiell besteht eine Gefahr für eine Verschlimmerung des Tinnitus bei allen Erkrankungen besteht, die das Gehör beeinträchtigen.

Tinnitus entsteht ja letztendlich im Gehirn, und wenn bei einem bestehenden Tinnitus das Gehör schlechter wird, dann kommen weniger Geräusche von außen ins Gehirn und die »inneren« Geräusche werden verhältnismäßig lauter.

Im einfachsten Fall wird das Gehör durch einen Ohrschmalz-Pfropfen, der den Gehörgang blockiert, abgeschwächt, oder durch einen anderen Fremdkörper im Gehörgang. Der Fachausdruck hierfür lautet *Zerumen obturans*. Ohrenschmalz oder Fremdkörper können aber leicht vom HNO-Arzt entfernt werden.

Andere Krankheiten, bei denen der Gehörgang oder das Mittelohr verlegt werden, sind das Cholesteatom und Exostosen. Beim *Cholesteatom* wuchert eine hautähnliche Substanz im Gehörgang und *Exostosen* sind unregelmäßiges Wachstum der Gehörgangswand. Auch sie können vom HNO Arzt (operativ) behandelt werden.

Erkrankungen, die das Mittelohr betreffen, wie ein *Trommelfell-Riss*, eine *Mittelohrentzündung*, oder eine *Erkältung*, die durch ein Anschwellen der Nasenschleimhaut eine Belüftung des Mittelohres verhindert oder stört, können ebenfalls das Gehör beeinträchtigen. Eine besondere Erkrankung des Mittelohres, die *Otosklerose*, also die Verknöcherung der Gelenke der Gehörknöchelchen (die an anderer Stelle besprochen wurde), kann ebenfalls mit einer Gehörminderung einhergehen.

Alle Erkrankungen des Innenohres, die mit einer Hörminderung einhergehen, wie z. B. *Lärmschwerhörigkeit, Knall- oder Explosionstrauma, Morbus Menière,* oder auch bestimmte Formen eines Schädelbasisbruchs, bei denen das Felsenbein gebrochen ist, können ebenfalls zu einer Hörverschlechterung führen. Es gibt auch die Möglichkeit, dass *Bakterien* oder *Viren* direkt das Innenohr befallen. Nach *Gehirnerschütterung* oder *Schleudertrauma* kann ebenfalls ein Tinnitus auftreten (Boxer kennen das Phänomen, wenn es in den Ohren klingelt ...), in diesem Fall spricht man von einem *posttraumatischen Tinnitus.* Hier scheinen auch Verschaltungen von Nerven der Halswirbelsäule mit der Gehörbahn eine Rolle zu spielen.

Eine sehr seltene Erkrankung, über die immer wieder berichtet wird ist das sog. *Akustikus-Neurinom,* das eigentlich Vestibulairs-Schwannom heißt. Das ist ein gutartiger Tumor (gutartig bedeutet, er wächst nur an einer Stelle, ohne Tochtergeschwülste oder Metastasen), der auf dem Ohrnerv wächst und ihn abquetscht. Bei dieser Erkrankung ist Tinnitus oft das erste Symptom.

All diese Erkrankungen (und es gibt noch eine Reihe mehr) können den Tinnitus beeinflussen. Daher ist bei einem Tinnitus auch immer der Besuch beim HNO-Arzt angezeigt.

Können andere Erkrankungen den Tinnitus schlimmer machen?

Oft berichten uns Leute, die an einer schweren körperlichen Erkrankung leiden, die nicht das Ohr betrifft, dass Ihr Tinnitus im Laufe der Erkrankung schlimmer geworden ist. Es ist natürlich nahe liegend, dass sie einen Zusammenhang vermuten und annehmen, die Erkrankung mache den Tinnitus schlimmer.

Mit ganz wenigen Ausnahmen kann man sagen, dass das nicht der Fall ist!

Man muss sich immer wieder klar machen: Der Tinnitus ist keine eigenständige Krankheit. Es gibt in der Regel einen Schaden im Ohr oder Gehörnerv und der Tinnitus entsteht durch eine fehlerhafte Signalverarbeitung im Gehirn.

Aber wie kann es dann sein, dass diese Leute ihren Tinnitus als schlimmer empfinden?

Was wir vermuten ist, dass dies mit der starken Belastung durch die schwere Erkrankung einhergeht. Stress und Angst machen den Tinnitus schlimmer, oder wenn wir uns bedroht fühlen kann der Tinnitus auch schlimmer werden. (Über die Hälfte der Personen die unter Ängsten leiden (z. B.: Platzangst) haben Tinnitus. Und schwere Erkrankungen sind beides, sowohl Stress, als auch eine Bedrohung.

Und wird der Tinnitus einmal als lauter empfunden, dann kann ganz leicht ein Teufelskreis in Gang kommen: Mehr Tinnitus verursacht mehr Stress, das macht wieder mehr Tinnitus und dadurch entsteht noch mehr Stress und so weiter.

Darum ist es so essentiell wichtig, dass Sie lernen sich zu erholen und zu entspannen und den Ammenmärchen über Tinnitus nicht zu glauben.

Die Ausnahmen betreffen wenige, seltene Erkrankungen, die das Hören, die Hörbahn oder das Gehirn selbst direkt beeinflussen.

Eine Erkrankung, die das Gehirn beeinflusst, kann auch die Signalverarbeitung beeinflussen und so natürlich auch die Hörbahn.

Allerdings ist das wirklich extrem selten. So wird in der Literatur immer wieder berichtet, dass Multiple Sklerose einen Tinnitus verursachen kann; wir haben in unserer Praxis allerdings noch keinen Betroffenen gesehen.

Auch von der Borreliose (sie kam vor einigen Jahren mit den Zeckenbissen sehr »in Mode«) wird berichtet, dass sie einen Tinnitus verursachen kann, und theoretisch ist das auch möglich. Aber wie gesagt, sehr sehr selten.

Eine Patientin hatte z. B. eine Gehirnblutung im Bereich der Hörbahn und litt anschließend an einer Hörminderung und einem Tinnitus.

Was bei all diesen Erkrankungen wichtig ist:

Ob Sie lernen, mit dem Tinnitus umzugehen und ihn zu bewältigen, ist nicht davon abhängig, woher Sie letztendlich Ihren Tinnitus haben!

Die Wirbelsäule, die Zähne und der Tinnitus?

Es gibt eine ganze Reihe von Betroffenen, bei denen es eine Beeinflussung des Tinnitus durch die Halswirbelsäule und die Zähne, bzw. den Kiefer gibt. Der Fachausdruck hierfür lautet *stomatognathe oder vertebrogene Komponente des Tinnitus.* Das Kiefergelenk liegt in unmittelbarer Nachbarschaft zum Ohr und so kann es leicht zu einer Beeinflussung kommen. Viele Betroffene berichten, dass sie ihr Ohrgeräusch verändern können, wenn sie z. B. die Zähne fest aufeinander beißen, oder gewisse Verrenkungen mit dem Kiefer machen. Dieses Zusammenbeißen passiert auch oft unabsichtlich, im Rahmen einer Erhöhung des allgemeinen Erregungsniveaus. Dann spricht man von einem *Bruxismus.* Wenn Sie solche Phänomene bei sich feststellen können, dann raten wir zum Aufsuchen eines Zahnarztes oder Kieferorthopäden, der untersuchen kann, ob Ihre Zähne richtig aufeinander stehen. Bei Fehlstellungen kann mit einer kieferorthopädischen Behandlung eine Normalisierung dieser Fehlstellung erreicht werden, was sich dann auch positiv auf Ihren Tinnitus auswirken kann. Manchmal kann es auch nach dem Einsetzen von Kronen oder anderem Zahnersatz durch eine winzige Veränderung der Zahnhöhe zu solchen Phänomenen kommen. Wir wissen leider noch nicht genau, wie diese Beeinflussung zustande kommt, aber wir vermuten, dass sozusagen ein Kurzschluss der Nerven aus dem Kiefergelenk und der Hörbahn hierfür verantwortlich ist.

Bei einer Beeinflussung durch die Wirbelsäule spricht man von einer *vertebrogenen Komponente*: Diese ist häufig bei chronischen Fehlhaltungen (Schreibtischarbeit) oder Blockierungen im Bereich der Halswirbelsäule festzustellen. Hier beobachtet man, dass bestimmte Kopfhaltungen eine Veränderung des Tinnitusgeräusches auslösen. Wenn dies bei Ihnen der Fall ist, dann kann eine krankengymnastische Behandlung eine Verbesserung erzielen. Besonders bewährt hat sich in diesem Zusammenhang die manuelle Therapie.

In einigen Fällen haben uns Patienten berichtet, dass nach Therapien im Bereich der Halswirbelsäule (Massage, Chiropraktik oder ähnliches) eine akute Verschlimmerung des Tinnitus eingetreten ist.
Auch hier wissen wir nicht ganz genau, was die Ursache ist. Was wir aber wissen ist, dass es Verbindungen von der Formatio retikularis (dem Aufmerksamkeitszentrum) zu den Muskeln der Halswirbelsäule gibt.
Sie kennen das Phänomen: Wenn ein plötzliches Geräusch von der Seite kommt, dreht man automatisch den Kopf in die Richtung des Geräusches. Oder wenn Sie von jemandem gerufen werden, dann dreht sich ihr Kopf auch automatisch zu der Stimme hin. Auch hier vermuten wir eine Art »Kurzschluss« dieser Nervenverbindungen als Ursache.

Da diese beiden Phänomene relativ häufig sind, gehört eine Überprüfung des stomatognathen Systems und ein Ausschluss einer vertebrogenen Komponente auch immer zu den Standard-Untersuchungen beim Tinnitus.

Relativ häufig sehen wir Patienten, bei denen nach einem Schleudertrauma ein Tinnitus aufgetreten ist; manchmal sogar erst einige Tage nach dem Unfall. Die genaue Ursache kennen wir nicht, aber wir vermuten auch hier einen »Kurzschluss« der Nervenverbindungen. Daher ist eine gute Nachbehandlung mit Krankengymnastik sehr wichtig, um die Folgen des Schleudertraumas zu minimieren.

Ist Tinnitus ein Durchblutungsproblem?

Ganz hartnäckig hält sich das Gerücht, dass Tinnitus etwas mit der Durchblutung des Ohres zu tun hat. Sogar die meisten Ärzte gehen davon aus, dass eine gestörte Durchblutung des Innenohres der Grund für den Tinnitus ist.

Darum bekommen die meisten Tinnituspatienten auch durchblutungsfördernde Therapien, wie Infusionen oder durchblutungsfördernde Medikamente.

In Studien hat sich aber gezeigt, dass die Durchblutung nur bei einem ganz geringen Prozentsatz eine Rolle beim Tinnitus spielt.

Die Haarzellen, also die Sinneszellen des Ohres, werden nämlich gar nicht direkt durchblutet. Sie erhalten ihre Nährstoffe aus der umgebenden Gewebsflüssigkeit.

Aber wieso wirken dann Infusionen bei einigen Patienten? Um ehrlich zu sein, genau wissen wir es nicht, dafür ist das Innenohr viel zu klein. Es gibt eine Vermutung, dass diese Medikamente oder hochkonzentrierter Sauerstoff abschwellend wirken und wir wissen, das ein Anschwellen der Sinneszellen eine Rolle spielt. Aber genau wissen wir es nicht, dafür fehlen die Untersuchungsmethoden, um die Wirkung messen zu können. (Das ganze Innenohr ist nur so groß wie eine Erbse und eine Sinneszelle ist nur Bruchteile eines Millimeters groß.

Ein zweiter wichtiger Faktor sind die Spontanheilungen: Zwei Drittel aller Hörstürze bilden sich spontan zurück. Um genau zu sein: 68 Prozent der Hörstürze gehen spontan zurück und 73 Prozent aller Hörstürze bei denen Infusionen gegeben werden bilden sich zurück. Wir können allerdings leider nicht sagen, wer die 5 Prozent sind, bei denen sie wirklich wirken.

Wie schwer ist mein Tinnitus?

Wir erleben oft, dass beim Tinnitus die Schwere der Erkrankung mit der Lautstärke gleichgesetzt wird. Dies lässt sich aber in der Praxis nicht bestätigen.

Wir erleben Patienten mit einem extrem lauten Tinnitus, die dadurch nur minimal beeinträchtigt sind, und andere treibt ein ganz leiser Tinnitus schier in den Wahnsinn. Unserer Erfahrung nach ist die Schwere des Tinnitus von der Beeinträchtigung durch den Tinnitus bestimmt, also von der individuellen Reaktion und ihren Auswirkungen.

Hier können Sie jetzt einen Test durchführen und auswerten, der Ihnen zeigt, wie schwer die Beeinträchtigung durch den Tinnitus ist.

Der Mini-Tinnitus-Fragebogen besteht aus 10 Fragen. Er wurde von PD Dr. G. Goebel und Prof. W. Hiller an der Klinik Roseneck entwickelt, einer der bekanntesten psychosomatischen Kliniken Deutschlands.

Es ist eine Kurzform des TF (Tinnitus Fragebogens), dem zuverlässigsten und aussagekräftigstem Fragebogen zum Tinnitus derzeit.

Seine Anwendung ist fester Bestandteil der Behandlung in den meisten Tinnitus-Kliniken und im TIBEZ.

Als Ergebnis der Auswertung erhält man eine Einteilung in 4 Schweregrade. Diese wiederum ermöglichen eine Aussage darüber, welche weiterführende Behandlung sinnvoll ist.

Doch hierzu mehr bei der Auswertung.

Mini-TF:
Bitte lesen Sie die folgenden 10 Aussagen aufmerksam durch und beurteilen Sie, inwieweit die Feststellung auf Sie zutrifft.

Wenn die Aussage nicht zutrifft, geben Sie sich 0 Punkte. Wenn sie teilweise stimmt, dann geben Sie sich 1 Punkt und

wenn sie voll und ganz zutrifft, dann geben Sie sich 2 Punkte.
Die Anzahl der Punkte zählen Sie bitte zusammen.

1. Oft sind meine Ohrgeräusche so schlimm, dass ich sie nicht ignorieren kann.
2. Wegen der Ohrgeräusche bin ich leichter niedergeschlagen.
3. Wenn die Ohrgeräusche andauern, wird mein Leben nicht mehr lebenswert sein.
4. Ich bin ein Opfer meiner Ohrgeräusche.
5. Die Ohrgeräusche sind die meiste Zeit laut.
6. Ich wache in der Nacht wegen meinen Ohrgeräuschen häufiger auf.
7. Aufgrund meiner Ohrgeräusche bin ich mit meiner Familie und meinen Freunden gereizter.
8. Wegen der Ohrgeräusche fällt es mir schwerer, mich zu entspannen.
9. Ich habe den Eindruck, dass ich den Ohrgeräuschen nie entkommen kann.
10. Die Ohrgeräusche haben meine Konzentration beeinträchtigt.

Auswertungskategorien sind: Stimmt (2), stimmt teilweise (1), stimmt nicht (0).

Ergebnis:

Bis 5 Punkte:	Schweregrad I
Bis 10 Punkte:	Schweregrad II
Bis 15 Punkte:	Schweregrad III
Bis 20 Punkte:	Schweregrad IV

Schweregrad I: 0 – 5 Punkte

Die Belastung durch den Tinnitus ist bei Ihnen als »*gering*« einzustufen. Der Tinnitus beeinträchtigt Sie und Ihr Leben wahrscheinlich nur in einigen wenigen Bereichen besonders, oder die Beeinträchtigung insgesamt ist gering. Das bedeutet, dass Sie wahrscheinlich in der Lage sind, Ihr Leben normal weiterzuleben, sowohl beruflich als auch privat. Ihr Tinnitus ist entweder sehr leise und öfter nicht wahrzunehmen, oder er macht Ihnen nichts aus. Von der psychischen Seite her finden sich selten Symptome, die über eine leichte Störung von Konzentration und Aufmerksamkeit, erhöhte Reizbarkeit und geringe Schlafstörungen hinausgehen.

In Ihrem Fall ist eine ausführliche Behandlung nicht notwendig. Für Sie sind einige wenige Beratungsgespräche angezeigt, in denen es darum gehen sollte, Ihnen Informationen über den Tinnitus, seine Entstehung und Aufrechterhaltung und vor allem über den Umgang mit dem Tinnitus zu vermitteln.

Schweregrad II: 6 – 10 Punkte

Die Belastung durch den Tinnitus ist als »mittel« zu bewerten. Das bedeutet, dass Ihr Leben in einigen Bereichen vom Tinnitus beeinträchtigt wird und eine »normale« Lebensführung nicht uneingeschränkt möglich ist. Wahrscheinlich wird Ihr Tinnitus teilweise von Umgebungsgeräuschen überdeckt und es gibt Situationen, in denen Sie ihn nicht wahrnehmen. Auf der anderen Seite gibt es aber auch Situationen, in denen Sie ihn sehr deutlich wahrnehmen und er Sie deutlich beeinträchtigt, vermutlich dann, wenn es in der Umgebung eher leise ist, oder in Situationen mit viel Stress.

Von der psychischen Seite her finden sich häufig entweder eine akute Belastungsreaktion oder eine Anpassungsstörung.

Eine akute Belastungsreaktion ist der Fachbegriff für eine Reihe von Beeinträchtigungen, die durch ein belastendes Ereignis ausgelöst werden; in Ihrem Fall durch den Tinnitus: Die Beeinträchtigungen finden sich in den Bereichen Konzentration, Schlaf, allgemeine Reizbarkeit und Nervosität und dem Verlust von Antrieb und Lebensfreude.

Eine Anpassungsstörung ist der Fachbegriff dafür, dass auf eine akute Belastung (der Tinnitus) Schwierigkeiten im Umgang mit und der Anpassung an das belastende Ereignis auftreten. Auch hier finden sich die oben beschriebenen Beeinträchtigungen wie Konzentrations-, Aufmerksamkeits- und Schlafstörungen. Zusätzlich findet sich häufig eine erhöhte Ängstlichkeit und/oder eine niedergedrückte Stimmung mit Grübelneigung, zusätzlich zum Verlust von Antrieb und Lebensfreude.

In Ihrem Fall ist eine ausführliche Beratung und ein Training angezeigt, damit Sie lernen können, Ihren Tinnitus zu bewältigen und ihn in den Griff zu bekommen. Schwerpunkte in der Beratung sollten neben der Informationsvermittlung über Entstehung und Aufrechterhaltung des Tinnitus, die Vermittlung von Techniken und Strategien für den Umgang mit dem

Tinnitus sein. Es ist essentiell wichtig, dass Sie Ihre Einstellung zum Tinnitus überprüfen und ggf. mit fachmännischer Hilfe zu verändern lernen.

Zusätzlich ist das Erlernen von Entspannungstechniken angezeigt, da eine erhöhte Anspannung sowohl für die Entstehung, als auch für die Aufrechterhaltung von Tinnitus so gut wie immer eine Rolle spielt.

Schweregrad III: 11 – 15 Punkte

Die Belastung durch den Tinnitus ist als »schwer« zu bewerten. Das bedeutet, dass Ihr Leben vom Tinnitus in weiten Teilen beeinträchtigt ist, und eine normale Lebensführung nicht mehr möglich ist.

Die Ausprägung ist so stark, dass Sie wegen dem Tinnitus vermutlich unter psychischen Symptomen leiden. Diese äußern sich in der Regel als Anpassungsstörung, akute Belastungsreaktion, als depressive oder als Angstsymptomatik.

Wahrscheinlich nehmen Sie Ihren Tinnitus permanent wahr und Symptome wie Schlafstörungen, Konzentrationsstörungen und ein erhöhtes Anspannungsniveau beeinträchtigen Sie zusätzlich.

Von der psychischen Seite her ist die Beeinträchtigung so stark, dass oft eine ganze Reihe von Symptomen vorliegen, die sich meistens auf die Stimmung und die Ängstlichkeit beziehen: So findet sich häufig eine permanente Beschäftigung mit sorgenvollen oder negativen Gedanken, eine sog. Grübelneigung. Die Stimmung ist ausgeprägt niedergedrückt, es finden sich nur wenige Dinge, die noch Spaß machen oder das Interesse wecken. Es ist ausgesprochen schwer sich zu Aktivitäten aufzuraffen und sehr häufig beobachten wir einen zunehmenden sozialen Rückzug. Es finden sich ausgeprägte Schlafstörungen, sowohl was das Einschlafen als auch das Durchschlafen betrifft.

Wenn diese Symptome auftreten sprechen wir von einem depressiven Syndrom, oder einfach von Depressionen.

In diesem Fall müssen zwei unterschiedliche Dinge behandelt werden. Der Tinnitus und die zusätzliche psychische Symptomatik:

In Bezug auf den Tinnitus ist eine ausführliche Beratung und ein Training angezeigt, damit Sie lernen können, Ihren Tinnitus zu bewältigen und ihn in den Griff bekommen können. Schwerpunkt in der Beratung sollten neben der Informationsvermittlung über Entstehung und Aufrechterhaltung des Tinnitus, die Vermittlung von Techniken und Strategien für den Umgang mit dem Tinnitus sein. Es ist essentiell wichtig, dass Sie Ihre Einstellung zum Tinnitus überprüfen und ggf. mit fachmännischer Hilfe zu verändern lernen. Für die psychische Symptomatik gibt es mehrere verschiedene Behandlungsmöglichkeiten: Neben einer medikamentösen Behandlung sind in der Regel Gespräche mit einem hierfür ausgebildeten Fachmann sinnvoll. Im TIBEZ wird im Rahmen der Eingangsuntersuchung festgestellt, in wie weit Sie unter einer psychischen Symptomatik leiden, die behandlungsbedürftig ist. Sollte eine psychotherapeutische Behandlung nötig sein, können die hierfür nötigen Schritte (Auswahl eines Therapeuten, Antrag an die Krankenkassen) veranlasst werden.

Unter Umständen ist eine stationäre Behandlung in einer Fachklinik sinnvoll, die sowohl den Tinnitus als auch die zusätzliche Symptomatik behandelt. Ein solcher stationärer Aufenthalt dauert in der Regel zwischen 4 bis 7 Wochen und wird von den Krankenkassen übernommen.

Schweregrad IV: 16 – 20 Punkte

Die Belastung durch den Tinnitus ist als »*sehr schwer*« zu bewerten. Das bedeutet, dass Ihr Leben in den meisten, wenn nicht sogar allen Bereichen durch den Tinnitus massiv beeinträchtigt ist. In solchen Fällen ist eine auch nur annähernd normale Lebensführung nicht mehr möglich. Dem Beruf kann, wenn überhaupt, nur noch unter größter Anstrengungen nachgegangen werden und das Privatleben wird größtenteils durch den Tinnitus bestimmt.

Fast alle der »sehr schwer« Betroffenen haben massive psychische Beeinträchtigungen, auch wenn diese oft nicht als solche erkannt werden. Es finden sich vor allem massive Angststörungen und depressive Syndrome mit starken Ausprägungen. Der Tinnitus wird nahezu immer wahrgenommen, teilweise richtet sich das ganze Leben nach dem Tinnitus und zusätzlich sind Schlaf, Konzentration und Aufmerksamkeit massiv beeinträchtigt. Ebenso findet sich ein erhöhtes Anspannungsniveau.

Von der psychischen Seite her findet sich fast immer eine permanente gedankliche Beschäftigung mit dem Tinnitus im Sinne von ständig kreisenden Gedanken, in der Fachsprache als Grübelneigung bezeichnet. Der Antrieb, also die Lust, etwas zu tun, ist massiv eingeschränkt, das Interesse an Dingen lässt stark nach und oft besteht eine ausgeprägte Hoffnungs- und Perspektivlosigkeit.

Der Schlaf ist so gut wie nie normal, entweder finden sich Ein- und Durchschlafstörungen, oder ein übermäßig gesteigertes Schlafbedürfnis, wobei der Schlaf aber nicht erholsam ist. Auf der anderen Seite findet sich sehr oft eine erhöhte Ängstlichkeit mit permanenter Anspannung, Sorge und Befürchtungen, und viele Situationen sind derart angstbesetzt, dass sie vermieden werden. Diese Symptome werden in der Fachsprache als eine Angststörung bezeichnet.

In solchen Fällen müssen ebenfalls beide Symptombereiche, der Tinnitus, wie auch die psychische Symptomatik parallel behandelt werden, wobei sich hier zeigt, dass eine ambulante Behandlung in der Regel nicht ausreichend ist.

Das besondere Problem ist, dass sich die psychische Symptomatik und der Tinnitus gegenseitig in einer Art Teufelskreis verstärken. Je depressiver ich bin, desto stärker ist die Beeinträchtigung durch den Tinnitus, was mich wiederum noch depressiver macht, und so weiter. Dieser Teufelskreis muss durchbrochen werden, was am besten durch eine Behandlung in einer hierfür ausgerichteten Fachklinik erfolgt, einer psychosomatischen Klinik.

In der medizinisch psychosomatischen Klinik Roseneck wird ein so genannter multimodaler Ansatz verfolgt, das bedeutet, dass die einzelnen Problembereiche gleichzeitig auf unterschiedliche Weise angegangen werden.

Neben der Tinnitusbewältigungstherapie mit Einzelgesprächen, Informationsgruppen, Entspannungs-verfahren und einer speziell für die Tinnitusbewältigung entwickelten Gruppentherapie, werden die anderen psychischen Symptome durch Einzelgespräche und spezifische Bewältigungs-Gruppentherapien behandelt. Parallel hierzu kann die Behandlung durch medikamentöse Therapiemaßnahmen und Therapien aus anderen Bereichen ergänzt werden, wie Sport und Bewegungstherapie, Gestaltungstherapie und physikalische Therapiemaßnahmen.

Eine solche stationäre Behandlung wird bei entsprechender Einweisung von den Krankenkassen oder vom Rentenversicherungsträger übernommen.

Was soll ich bei chronischem Tinnitus tun?

Es gibt unterschiedliche Definitionen von dem Begriff chronischer Tinnitus: Als chronisch wird etwas bezeichnet, wenn es für längere Zeit besteht. Im Bezug auf Tinnitus bedeutet dies: Man spricht von einem chronischen Tinnitus, wenn er über einen gewissen Zeitraum hinaus besteht. Dieser Zeitraum beträgt zwischen 3 und 12 Monaten.

Das bedeutet, Sie haben Ihren Tinnitus schon länger und er wird Sie in unterschiedlichem Ausmaß beschäftigen und beeinträchtigen. (Wenn Sie den Grad Ihrer Beeinträchtigung feststellen möchten, können Sie zu unserer Fragebogen-Seite wechseln).

Für den Umgang mit chronischem Tinnitus gibt es einige wichtige Informationen, die Sie berücksichtigen müssen, wenn Sie lernen wollen, erfolgreich mit Ihrem Tinnitus umzugehen.

Das wichtigste ist die Frage, die fast alle unsere Tinnituspatienten beschäftigt. Wie kann man Tinnitus heilen? Leider ist diese Frage auch einer der Hinderungsgründe für eine erfolgreiche Bewältigung des Tinnitus:

Die Antwort hierauf wirkt auf den ersten Blick frustrierend, aber wir werden es Ihnen erklären:
Sie dürfen nicht vergessen: Tinnitus ist keine Krankheit. Tinnitus ist lediglich ein Symptom, so wie Kopfschmerzen. Und ein Symptom kann man nicht heilen. Das bedeutet, Tinnitus kann man nicht »heilen«.

Was man heilen kann ist die Ursache des Symptoms, also die Krankheit, die ihm zugrunde liegt.
Und man kann lernen, ein Symptom zu bewältigen.

In einigen Fällen kennen wir die Ursachen des Tinnitus und

können diese beseitigen, aber das sind leider die allerwenigsten. Es ist ähnlich wie beim Bluthochdruck. Bei über 90 Prozent aller Bluthochdruck-Patienten handelt es sich um einen essentiellen Hochdruck. Das bedeutet, wir wissen nicht, wo er herkommt.

Beim Tinnitus kann man, ähnlich wie beim Hochdruck, eine ganze Reihe von Dingen tun, um ihn zu bewältigen. Diese Dinge betreffen den Umgang mit Stress, die Einstellung zum Tinnitus und die Art mit ihm umzugehen. (Sehr ähnlich wie beim Hochdruck: Die meisten Patienten mit Bluthochdruck haben Übergewicht, leben ziemlich ungesund mit wenig Bewegung, stehen unter hohem Stress und haben ziemlich katastrophale Einstellungen in Bezug auf Essen und Bewegung).

Das Ziel der Tinnitusbewältigung ist es, den Tinnitus zu »vergessen«. Jetzt werden Sie sich wahrscheinlich fragen:»Wie soll ich das, was mich am meisten stört einfach vergessen«?

Aber genau das ist möglich! Immerhin lernen über 90Prozent der Menschen mit Tinnitus, ihn zu bewältigen; also die absolute Mehrheit!

Hierfür muss man wissen, dass wir nur einen Bruchteil von dem, was unsere Ohren an Geräuschen aufnehmen, auch bewusst wahrnehmen. Der größte Teil der Informationen wird vom Gehirn auf dem Weg vom Ohr zur Hörrinde in unserem Großhirn herausgefiltert.

Dieser Filter betrifft vor allem Dinge, die wir kennen und die normal für uns sind, also nicht als gefährlich wahrgenommen werden. Solche Geräusche werden zwar aufgenommen, aber wir nehmen Sie nicht bewusst wahr – wir »vergessen« sie sozusagen.

Wie kann man Tinnitus vergessen?

Das Schlüsselwort hier ist die »Bewertung des Tinnitus«.
Versuchen Sie doch mal einfach Folgendes: Bitte schlucken
Sie und achten Sie dabei auf das Geräusch.
Haben Sie's gehört?
Ziemlich sicher, denn das Geräusch ist ziemlich laut. Der
Schalldruck dabei beträgt ungefähr 68 Dezibel. Das ist wahr-
scheinlich sogar lauter als Ihr Tinnitus.
Und Sie schlucken jeden Tag einige hundert Mal. Und Sie
hören es nicht!

Warum?

Das liegt an unserer Filterfunktion des Gehirns. Wir hören bewusst nur einen Bruchteil der Geräusche, die uns umgeben. Das
was wir hören ist davon abhängig, wie wir es bewerten.
Das Knacken beim Schlucken fällt in die Kategorie: »bekanntes Geräusch, völlig ungefährlich«. Somit besteht kein Grund,
dass wir es bewusst wahrnehmen. Und bekannte ungefährliche
Geräusche werden herausgefiltert, damit wir uns auf die anderen Geräusche konzentrieren können. Natürlich können Sie
sich jederzeit auf das Geräusch konzentrieren und es dann auch
bewusst wahrnehmen.

Wenn wir Ihnen jetzt sagen, das das erste Anzeichen von Kehlkopfkrebs ist, dass sich das Schluckgeräusch von einem Knacken in ein Doppelknacken verwandelt.
Meinen Sie, dass Sie dann Ihr Schluckgeräusch so einfach
vergessen könnten?

(Achtung: Es ist natürlich völliger Unfug, dass Kehlkopfkrebs
andere Schluckgeräusche macht; das war nur ein Beispiel für
eine Veränderung der Bewertung)

In welche Kategorie fällt Ihr Tinnitus?

Sicher nicht in die Kategorie:»ungefährlich«, sonst würde er nicht ständig bewusst wahrgenommen werden. Und das ist das Ziel in der Behandlung des chronischen Tinnitus:

Die Bewertung des Tinnitus dahin zu bekommen, wo sie hingehört:»Bekannt und nicht gefährlich«.

Verlust der Stille?

Tinnitusbetroffene beklagen vor allem den Verlust von Stille. Das heißt dadurch, dass ein permanentes Geräusch vorhanden ist, haben sie es nie mehr ganz ruhig.

So sehr dieser Gedanke auch nachvollziehbar ist, müssen wir ihn uns doch genauer anschauen, denn er ist auch sehr gefährlich. Solange ich den Tinnitus als Verlust der Stille bewerte, ist er eine Bedrohung und kann nicht aus der bewussten Wahrnehmung ausgeblendet werden.

Also, der Reihe nach:
Was bedeutet Verlust der Stille?
Ist das Problem wirklich, dass ständig ein Geräusch vorhanden ist?
Das wäre nämlich eigentlich ein natürlicher Zustand. Es ist nie wirklich völlig still. Wenn wir aus der Stadt mit ihrem Verkehrslärm und der Hektik in den Wald fahren, tief einatmen und dann sagen: Ach ist diese Ruhe herrlich! – dann gibt es jede Menge Geräusche, vom Wind in den Blättern bis hin zu den zwitschernden Vögeln.

Wenn man Menschen in einen wirklich schalltoten Raum führt, das ist ein Raum ganz ohne Außengeräusche, dann hören da 94 Prozent aller Menschen einen Tinnitus.

Ist es wirklich die Stille, um die es geht?

Oder geht es vielleicht eher um die *Ruhe* die Sie verloren haben? Und zwar die *innere Ruhe*?

Unser Gehirn hat eine sehr gute Filterfunktion. Es kann entscheiden, ob wir ein Geräusch überhaupt bewusst wahrnehmen (denken Sie an das Schluckgeräusch), oder ob wir es ausblenden. Entscheidend dafür ist aber die emotionale Bedeutung, die wir dem Geräusch geben. Etwas, das für uns eine Bedrohung darstellt oder unbekannt ist, kann nur sehr schwer ausgeblendet werden.

Die entscheidende Rolle spielt also nicht Ihr Tinnitus, sondern die Bedeutung, die Sie Ihrem Tinnitus beimessen.

Sie mögen die Stille, die Sie nebensächlich nie wirklich hatten, verloren haben, aber es ist möglich, die innere Ruhe wieder zu finden.

In der nachfolgenden Abbildung sehen Sie die einzelnen Schritte, die bei der Bewältigung des Tinnitus durchlaufen werden:

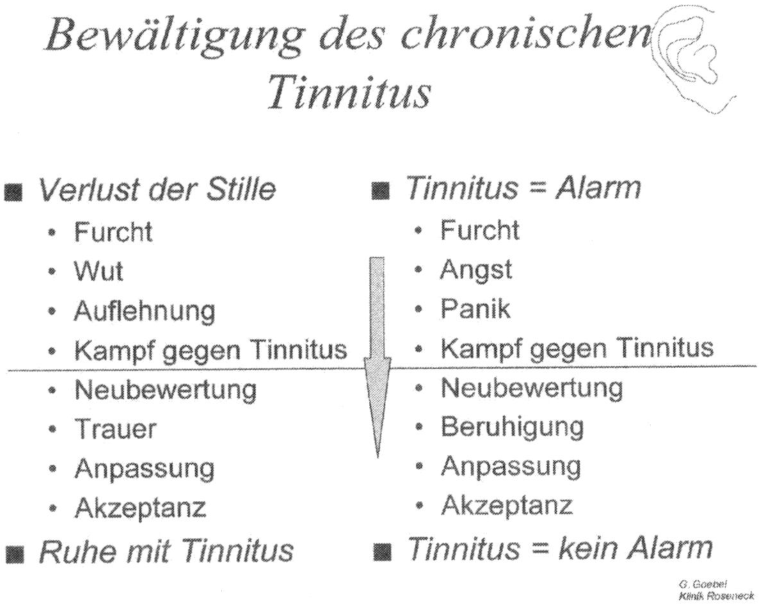

Bewältigung des chronischen Tinnitus

■ Verlust der Stille	■ Tinnitus = Alarm
• Furcht	• Furcht
• Wut	• Angst
• Auflehnung	• Panik
• Kampf gegen Tinnitus	• Kampf gegen Tinnitus
• Neubewertung	• Neubewertung
• Trauer	• Beruhigung
• Anpassung	• Anpassung
• Akzeptanz	• Akzeptanz
■ Ruhe mit Tinnitus	■ Tinnitus = kein Alarm

G. Goebel
Klinik Roseneck

Abb. 13: Schritte der Tinnitusbewältigung

Was ist Tinnitus-Bewältigungs-Therapie?

Die Tinnitus-Bewältigungs-Therapie (TBT) ist eine spezielle Behandlung, die unter maßgeblicher Initiative von Chefarzt PD Dr. G. Goebel an der Medizinisch-Psychosomatischen Klinik Roseneck entwickelt wurde. Dr. Goebel ist seit mehr als 15 Jahren in der Behandlung von Tinnituspatienten tätig.

Es handelt sich um eine stationäre Behandlung in einem multimodalen Ansatz, d. h. es werden mehrere einzelne Bauteile zu einer individuellen Therapie zusammengefügt.

Neben einer Tinnitus-Informationsgruppe, in der den Patienten theoretische Inhalte über Tinnitus, seine Entstehung und Aufrechterhaltung vermittelt werden, nehmen die Patienten an einer speziellen Gruppentherapie teil, die sich mit der Bewältigung des Tinnitus befasst und bei der Assoziation und Habituation (siehe dort) eingeübt werden.

Parallel hierzu erhalten die Patienten Einzel- und Gruppenpsychotherapie, um die begleitenden psychosomatischen Störungen zu behandeln (die Patienten in der Klinik gehören eher zu den schwer Betroffenen, bei denen fast immer eine Depression oder Angststörung zusätzlich zum Tinnitus vorhanden ist).

Zusätzlich werden mit den Patienten verschiedene Entspannungsverfahren eingeübt.

Ergänzt werden diese Maßnahmen durch physikalische Therapie, Sport- und Bewegungstherapie, Gestaltungstherapie zur Förderung der emotionalen Auseinandersetzung mit dem Tinnitus und Biofeedback-Therapie.

Was ist Tinnitus-Retraining-Therapie?

Die Tinnitus-Retraining-Therapie (TRT) ist eine relativ neue Therapieform, die vom amerikanischen Forscher P. Jastreboff und Prof. J Hazell in England entwickelt wurde. Sie basiert auf dem sog. *neurobiologischem Modell der Tinnitusentstehung.*

Hier wird ambulant neben einer Informationsvermittlung über Tinnitus, seine Entstehung und Aufrechterhaltung in einem so genannten direktiven Counseling das Prinzip der Assoziation und Habituation vermittelt.

Die Begründer der Therapie legen zwar besonderen Wert darauf, dass die TRT keine Psychotherapie ist, bei näherer Betrachtung der Methode finden wir eine ganze Reihe von psychotherapeutischen Techniken, die im Retraining angewendet werden.

Das Besondere an der TRT ist die Kombination mit einer Geräuschtherapie. Den Patienten werden sog. Rauschgeneratoren angepasst, die ein permanentes Geräusch ins Ohr geben, das sich aus allen Frequenzbereichen zusammensetzt und das etwas leiser als der Tinnitus ist. So wird dem Gehirn eine Gewöhnung an das Geräusch erleichtert.

Die Rauschbehandlung wird an sich schon seit mehr als 20 Jahren angewendet. Früher war es jedoch das Ziel, den Tinnitus komplett zu übertönen (= zu maskieren, daher heißen diese Geräte Masker). Heute soll der Tinnitus weiter zu hören sein, allerdings durch den Rauschgenerator scheinbar leiser, so wie ein Eisberg im Wasser klein zu sein scheint, da das meiste von ihm unter Wasser ist.

Die Behandlungsdauer beträgt zwischen 3 und 18 Monaten, wobei die Patienten in mehrwöchigem Abstand ambulante Termine haben.

Was ist Assoziationstraining?

Unter Assoziation im Zusammenhang mit Tinnitus verstehen wir das, was Sie mit dem Tinnitus verbinden, also wie Sie Ihren Tinnitus bewerten.

Die Bewertung eines Sinneseindruckes spielt eine ganz entscheidende Rolle für dessen Wahrnehmung.

Unser Gehirn ist darauf ausgelegt, Gefahren zu vermeiden und uns vor Gefahren zu schützen. Darum wird etwas, das wir als gefährlich bewerten, immer unsere Aufmerksamkeit kriegen.

Und die meisten Betroffenen verbinden gefährliche und unangenehme Eindrücke mit ihrem Tinnitus. Solange sie dies aber tun, kann das Gehirn dieses Geräusch nicht ausblenden.

Deshalb ist es so wichtig, den Tinnitus als das zu bewerten, was er in Wirklichkeit ist, nämlich als unwichtig.

Er ist nicht gefährlich, kein Vorbote einer schweren Erkrankung und wird Sie auch nicht in den Wahnsinn treiben. Er ist weder gut noch böse.

Er ist einfach da und ironischerweise können Sie ihn nur loswerden, wenn Sie erst einmal akzeptieren, dass er da ist!

Dieses Akzeptieren machen immerhin 90 Prozent der Betroffenen. Vergessen Sie nicht, nur 10 Prozent der Tinnitusbetroffenen leiden überhaupt auf Dauer darunter.

Die Assoziation ist die Vorstufe zur Habituation, also der Gewöhnung. Bevor Sie sich an den Tinnitus gewöhnen können, müssen Sie aber das verändern, was Sie mit ihm verbinden.

Was ist Habituation?

Habituation ist die Gewöhnung an ein Geräusch. Und mit dieser Gewöhnung ist auch eine Abnahme der bewussten Wahrnehmung verbunden.

Ein Geräusch, das ständig da ist, wird normalerweise gar nicht in unsere bewusste Wahrnehmung geleitet. Denken Sie an das Geräusch, dass Sie beim Schlucken machen. Es ist da – es ist sogar sehr laut, aber trotzdem hören Sie es nicht bewusst.

Das ist auch biologisch sinnvoll, weil man sich ja auf die Sachen konzentrieren können muss, die vielleicht gefährlich sind. Und wir können uns immer nur auf eine Sache gleichzeitig bewusst konzentrieren.

Bei der Vielzahl an Sinneseindrücken, die jede Sekunde auf uns einprasseln (mehr als 1.000.000!) können wir gar nicht jeden davon bewusst wahrnehmen, wir müssen auswählen. Und unser Gehirn wählt die Dinge aus, die uns möglicherweise gefährlich werden könnten.

Die anderen, bekannten und ungefährlichen Dinge, werden herausgefiltert.

Und genau das ist das Ziel beim Habituationstraining: Sich an den Tinnitus gewöhnen, damit das Gehirn ihn aus der bewussten Wahrnehmung ausblenden kann.

Dafür muss zuerst das verändert werden, was Sie mit Ihrem Tinnitus verbinden, die Assoziation (siehe dort).

Was bedeutet Geräuschtherapie?

Geräuschtherapie ist ein zentraler Bestandteil für die Tinnitus-bewältigung.
Einfach gesagt bedeutet sie, dass man dem Ohr mehr Geräusche zuführt. Das kann über den Einsatz von *Hörgeräten, speziellen Geräusch-generatoren* oder einfach nur über die *Erhöhung von Umweltgeräu-schen* geschehen.

Der Sinn der Geräuschtherapie ist folgender:
Man hat festgestellt, dass bei Tinnitusbetroffenen weniger Geräusche im Ohr wahrgenommen werden. Entweder weil sie einen Hörschaden haben (meist im Hochton-Bereich) oder weil sie versuchen Geräusche zu vermeiden.
Aber diese Verringerung des Inputs führt gerade zur Entstehung und Beeinträchtigung durch den Tinnitus. Sind weniger Geräusche vorhanden, fährt das Gehirn die Empfindlichkeit des Hörsystems hoch und versucht, alles besser zu hören. Leider hören wir dann aber vor allem eines besser: den Tinnitus!

Darum ist es extrem wichtig, das Ohr mit Geräuschen zu versorgen, um diesen Mechanismus zu unterbinden.

Die einfachste und auch kostengünstigste Methode ist es, sich bewusst Geräuschen auszusetzen und gerade nicht mehr die Stille zu suchen. Musik, ein Zimmerbrunnen oder ein Geräuschgenerator, der sie mit einem neutralen oder sogar angenehmen Geräusch versorgt.

Neben dem Effekt, dass die Empfindlichkeit Ihres Gehirnes heruntergeregelt wird, bringen Sie Ihrem Gehirn so bei, den Tinnitus genauso zu bewerten wie das Außengeräusch, als »bekannt und ungefährlich«.

Welche Arten von Geräuschtherapie gibt es?

Wie bei der Frage »Was ist Geräuschtherapie?« bereits erwähnt ist das Ziel der Geräuschtherapie, dem (vorgeschädigten) Ohr über das Zuführen von zusätzlichen Geräuschen die Gewöhnung an den Tinnitus und somit das »Vergessen« des Tinnitus zu erleichtern.

Es gibt eine ganze Reihe von verschiedenen Methoden, seriöse und unseriöse, wissenschaftlich überprüfte und nicht überprüfte. Die wichtigsten (aus beiden Kategorien!) stellen wir Ihnen hier vor:

Die einfachste Form der Geräuschtherapie ist es, sich einfach *vermehrt Umweltgeräuschen* auszusetzen. Die meisten Betroffenen haben die Tendenz, Geräusche zu vermeiden und sie versuchen, möglichst ruhige Situationen auszusuchen.

Aber genau das ist für den Tinnitus und die Hyperakusis der falsche Weg.

Ein anderer Weg, wieder mehr Umweltgeräusche zu hören ist die Versorgung mit einem *Hörgerät*, wenn Sie eine Beeinträchtigung des Hörens haben. Aber es ist erstaunlich, wie wenig Akzeptanz Hörgeräte in Deutschland haben und wie schlecht gerade die Deutschen mit Hörgeräten versorgt sind. Wenn Sie eine Schwerhörigkeit haben, dann raten wir Ihnen wirklich dringend zu einer Hörgeräteversorgung!

Dann gibt es sog. *Geräuschgeneratoren*. Das sind einfach, Dinge, die Geräusche machen. Es gibt sie als Alltagsgegenstände, wie Zimmerbrunnen oder schlicht Radios oder Stereoanlagen – es geht primär nur darum, dem Ohr mehr Geräusche zuzuführen -, oder als spezielle technische Geräte. Die einfachste Form sind kleine Geräte, die gewisse Geräusche produzieren, wie Meeresrauschen oder einen plätschernden Bach. Es gibt auch spezielle Kopfkissen für Tinnituspatienten, in die ein kleiner Lautsprecher eingebaut ist, mit dem man so leise Musik oder Entspannungskassetten hören kann, dass es den Nachbarn nicht stört ... aber den Tinnitus.

Sehr gut bewährt haben sich so genannte *Breitband-Geräusch-generatoren*, auch *BNG* oder *Noiser* genannt. Das sind kleine Geräte, die wie Hörgeräte im oder hinter dem Ohr getragen werden und die von einem Akustiker angepasst werden. Sie produzieren ein Geräusch, das über das gesamte Frequenzspektrum reicht und das kontinuierlich ins Ohr gegeben wird.

Früher hat man dazu geraten, das Geräusch so laut einzustellen, dass der Tinnitus übertönt wird. Man hat aber festgestellt, dass diese Einstellung eine Gewöhnung an den Tinnitus eher verhindert. Nach derzeitigem Wissensstand wird das Geräusch unterschwellig, also leiser als der Tinnitus eingestellt; somit werden die besten Ergebnisse erzielt.

Früher wurde noch eine andere Form der Geräuschtherapie angewendet, die sog. *Masker*: Ein Masker ist ein Gerät, das ganz gezielt den Tinnitus überdeckt. Hierfür wird zunächst eine Tinnitusanalyse durchgeführt (welche Frequenz und welche Lautstärke) und dann wird mit einem speziellen Gerät, wie ein Hörgerät hinter dem Ohr oder im Ohr getragen, dieses Geräusch ins Ohr gegeben und der Tinnitus somit überdeckt, oder maskiert (daher der Name).

Mit einem Masker kann man ein Tinnitusgeräusch sehr gut überdecken, wenn es nicht allzu laut ist und es gibt bei einigen Betroffenen ein Phänomen, die sog. Nachhemmung.

Nachhemmung bedeutet, dass der Tinnitus für einige Minuten bis maximal Stunden noch weg ist, auch wenn man das Gerät nicht mehr trägt.

Das Problem bei der Anwendung von Maskern ist aber, dass durch die Maskierung eine langfristige Gewöhnung an den Tinnitus eher verhindert wird; das bedeutet, man muss den Masker immer weiter tragen. Aus diesem Grund ist man heute von der Benutzung von Maskern weitgehend abgekommen.

Es gibt noch eine Reihe von anderen Geräuschtherapien, die angeboten werden, teilweise für sehr teures Geld, das natürlich immer von den Betroffenen selbst gezahlt werden muss. Viele dieser Therapieformen wurden im Rahmen von wissenschaftlichen Studien überprüft und es wurde festgestellt, dass ihre Wirkung nicht über die eines Placebos hinausgeht. Aber trotzdem werden sie fröhlich weiter verkauft ...

Ein Beispiel sind Kassetten mit Musik, in die ein mit Synthesizern erzeugtes Tinnitusgeräusch eingespielt wird. In einer Studie wurde festgestellt, dass genau der gleiche Effekt erzielt wurde, wenn einfach nur Musik verwendet wurde ...

Andere Hersteller verkaufen teurere Spezialmusik und Geräusche auf Kassetten oder CDs, denen jeglicher Wirksamkeitsnachweis fehlt ...

Das Problem hierbei ist der sog. Placebo-Effekt. Wenn man eine Therapieform oder ein angebliches Medikament verordnet, dann wird es immer einige Betroffene geben, die eine Besserung verspüren, ganz egal, was gegeben wurde. Das nennt man einen Placebo-Effekt.

(Nebensächlich gibt es auch immer bei den großen Pharmastudien einige Versuchspersonen, die Nebenwirkungen beschreiben, obwohl sie nur Traubenzucker-Pillen erhalten haben).

Und auf diesen Placeboeffekt stürzen sich die Hersteller.

Welche Risikofaktoren für Tinnitus gibt es?

Für den Tinnitus speziell gibt es keine Risikofaktoren. Nicht vergessen – Tinnitus ist nur ein Symptom, keine eigenständige Erkrankung. Es gibt aber eine Reihe von Risikofaktoren die das Ohr betreffen. Bei den meisten Tinnituspatienten ist eine unterschiedlich ausgeprägte Hörminderung vorhanden. Darum kann man die Risikofaktoren für das Gehör auch auf den Tinnitus übertragen:

Die wichtigste Ursache ist der Lärm. Was natürlich nicht heißen soll, dass Sie immer die Ruhe suchen sollen. Für den Tinnitus ist das genau das Verkehrte. Aber Sie sollten vor allem zwei unterschiedliche Lärmarten vermeiden:

Zum einen einen dauerhaften Lärmpegel von über 85 dB. Das Arbeitsrecht schreibt vor, dass ab einer Dauerbelastung von 85 dB ein Gehörschutz getragen werden muss. Was man hierbei auch beachten muss ist die Entfernung zur Geräuschquelle. Was z. B. in einer Diskothek in angemessener Entfernung zum Lautsprecher angenehm sein kann, kann direkt vor diesem Lautsprecher vernichtend für die Ohren sein.

Zum anderen können kurze aber sehr laute Geräusche, wie Sylvesterknaller oder Schreckschuss-Pistolen ebenfalls das Gehör schädigen. Eine Quelle von späteren Lärmschwerhörigkeiten sind die Kinderpistolen, deren Geräuschpegel genauso laut ist wie bei den echten Feuerwaffen.

Aber auch lautes Hören über Kopfhörer, vor allem über diejenigen, die direkt in die Ohren gesteckt werden, kann sehr ungesund sein. Die meisten dieser Kopfhörer haben eine Schalldruckbegrenzung, so dass es nicht zu einem akuten Lärmschaden kommen kann, aber auf Dauer kann lautes Walkmanhören zu einer Lärmschwerhörigkeit führen.

In unserer Industriegesellschaft ist die Lärmschwerhörigkeit so weit verbreitet, dass sie im Alter als normal angesehen wird. Wenn man allerdings Naturvölker mit Industrieländern vergleicht gibt es geradezu erschreckende Unterschiede. Bei einer Untersuchung wurde festgestellt, dass die Ohren eines 35-Jährigen aus den Industrieländern denen eines 80-Jährigen bei einem Naturvolk entsprechen!

Der zweitwichtigste Risikofaktor ist der Stress. Er ist so wichtig, das wir ihm ein eigenes Kapitel gewidmet haben. Generell gilt: Es ist nicht nachgewiesen, dass Stress Tinnitus macht, aber Stress macht Tinnitus auf alle Fälle schlimmer!

Wie kann ich mich vor Tinnitus schützen?

Sehr häufig wird uns die Frage nach der Prophylaxe gestellt: Was kann ich tun, damit ich erst gar keinen Tinnitus bekomme? Diese Frage ist recht schwer zu beantworten, da Tinnitus ja nur ein Symptom ist. Sie können sich nicht vor dem Tinnitus selbst schützen, aber Sie können sich vor den Ursachen schützen.

Auch hier geht es zunächst um Ihre Ohren. Die sollten Sie schützen, aber nicht überbehüten. Viele Betroffene sind der Meinung, dass sie jetzt, wo sie einen Tinnitus haben, ständig einen Gehörschutz tragen müssen. Das ist medizinisch gesehen nicht richtig, unter Umständen sogar sehr ungünstig (siehe Hyperakusis). Sie sollten Ihre Ohren vor Lärmschäden schützen, nicht vor alltäglichen Geräuschen.

Der zweite Faktor ist der Stress, dem Sie ausgesetzt sind. Damit ist aber nicht gemeint, dass Sie jede Art von Stress oder Belastung meiden sollten. Ein gewisses Maß von Stress ist für ein normales Leben nötig. Was Sie vermeiden sollten, ist der übermäßige Stress, den Sie nicht bewältigen können, der Ihrer Kontrolle entgleitet. Situationen, in denen Sie wie ein Windhund im Rennen immer hinter dem Hasen herlaufen, ihn aber nie erreichen können. Solche Situationen bringen Ihr Anspannungsniveau auf Hochtouren und dann sind Sie für eine Tinnituwahrnehmung besonders gefährdet. Aber nicht vergessen: Wir wissen nicht sicher, ob Stress überhaupt Tinnitus macht. Was wir wissen ist: Stress macht Tinnitus schlimmer!

Natürlich gelten auch die allgemeinen Regeln für die Gesundheit: gesunde Ernährung, regelmäßige Bewegung, nicht rauchen, etc.
Aber das sind Dinge die Sie sowieso tun sollten.

Also:

Passen Sie auf Ihre Ohren und auf Ihr Stressniveau auf!

Exotische Therapieformen:

Immer wieder geistern Berichte durch die Presse, dass irgend jemand eine »neue Spezial-Therapie« gefunden hätte, die den Tinnitus heilen kann. Begleitet sind diese Meldungen meist von Berichten Betroffener, die sagen: »Jahrelang litt ich unter einem quälenden Tinnitus, dann habe ich XY genommen und jetzt ist er weg!«

Solche Meldungen treffen natürlich den Nerv. Wir kennen keinen Betroffenen, der sich nicht wünschen würde, eine Pille zu nehmen und dann wäre der Tinnitus weg. (Um ehrlich zu sein, würden auch wir uns genau das wünschen. Es wäre phantastisch, wenn man mit einem Schlag vielen Millionen Betroffenen helfen könnte)

Aber leider ist hierbei der Wunsch der Vater des Gedanken. Es wäre ja auch seltsam, wenn man mit einem Mittel ein Symptom beseitigen könnte, dass völlig unterschiedliche Ursachen hat. Trotzdem gibt es viele Forscher, die nach dem »einen Mittel« suchen und immer wieder meinen einige, dass sie es auch gefunden hätten. Leider stellt sich aber dann heraus, dass diese Wundermittel einer kritischen Überprüfung durch eine klinische Studie nicht standhalten können.

Gefährlich ist hierbei aber eine zweite Kategorie: Das sind diejenigen, die mit einer chronischen Erkrankung Geld machen wollen. Und leider gibt es im Bereich der Tinnitusbehandlung eine ganze Menge dieser skrupellosen Geschäftemacher.

Es ist wichtig, diese von seriösen Therapien unterscheiden zu können.

Darum lesen Sie bitte die Beantwortung der folgenden Frage: Wie kann ich unseriöse Angebote identifizieren?

Wie kann ich unseriöse Angebote identifizieren?

Aus rechtlichen Gründen dürfen wir Ihnen keine Liste von unseriösen Anbietern aufführen. (Sehr informativ ist hier allerdings die DTL, die sich dafür einsetzt, dass die Tinnitusbetroffenen nicht ausgenutzt werden)

Was wir aber tun können ist Ihnen einige Tipps und Ratschläge mitzugeben, die Ihnen dabei helfen können, selbst die Spreu vom Weizen zu trennen:

Ein wichtiger Faktor ist das Geld, bzw. die Kosten, die eine Therapie verursacht. Die Krankenkassen übernehmen nur Kosten für Therapien, deren Wirksamkeit in vielen Studien nachgewiesen ist. Wenn die Kosten für eine Therapie nicht von den Kassen übernommen werden, dann ist Vorsicht angezeigt!

Es gibt jetzt einige Verfahren, wie z. B. gewisse Naturheil-Verfahren, die eine unterstützende Wirkung haben können, die nur von einigen Krankenkassen übernommen werden, oder bei denen die Kassen nur einen Teil übernehmen.

Versuchen Sie von einer unabhängigen Stelle Informationen über das Verfahren zu erhalten; aber generell gilt: **Vorsicht, wenn es teuer werden soll!**

Ein anderer Faktor ist die Werbung: Vorsicht mit Anzeigen, in denen dramatische Heilungen versprochen werden. Wenn Sie sich über Präparate informieren (und das sollten Sie immer sehr sorgfältig tun, bevor Sie etwas anwenden!), dann bestehen Sie auf einen Nachweis der Wirkung. Und zwar nicht auf irgendwelchen dramatischen Berichten à la:»Ich habe in 20 Tagen 40 Kilo abgenommen«, sondern auf den Studien zur Wirksamkeit. Natürlich haben diese Erfolgsberichte immer eine hoch beeinflussende Wirkung. Aber je dramatischer etwas angeboten wird, desto eher ist ein Wurm darin.

Wir haben in der Klinik regelmäßig Patienten, die den Gegenwert eines Autos in »Therapien« investiert haben – ohne Effekt (außer auf dem Konto) ...

Wichtig ist hier auch, unterscheiden zu lernen, was eine gute Studie von einer unseriösen unterscheidet.

Bevor z. B. ein neues Medikament auf den Markt kommt, hat der Gesetzgeber zum Glück eine ganze Reihe von Studien vorgeschrieben, in der die Wirksamkeit und Ungefährlichkeit nachgewiesen werden muss. Es gibt einige Faktoren, mit denen man gute von schlechten Studien unterscheiden kann:

Als erstes die Zahl der Teilnehmer. Sehr häufig wird in Studien von dramatischen Erfolgen gesprochen, und wenn man genau nachsieht, dann waren nur 10 oder 20 Versuchspersonen an der Studie beteiligt. Eine solche Zahl ist natürlich nicht aussagekräftig.

Ein weiterer Faktor ist die Kontrollgruppe: Wenn man eine Therapie testet, dann braucht man auch immer eine Vergleichsgruppe, die der Gruppe der Versuchspersonen sehr ähnlich ist, die aber keine Therapie erhält. Bei allen Erkrankungen gibt es. Spontanverläufe. Ein gutes Beispiel hierfür sind die akuten Hörstürze. Eine Studie brachte das Ergebnis, dass mit Infusionen innerhalb eines Monats bei 73 Prozent der Betroffenen eine Besserung eintrat. Das hört sich doch gut an, oder? Das Problem war, dass in der Kontrollgruppe, also denjenigen die einen Hörsturz hatten und keine Infusionen bekommen haben, 68 Prozent eine Besserung hatten. Schon hört es sich nicht mehr so toll an.

Außerdem ist in guten Studien üblich, die getestete Therapie nicht nur mit der Kontrollgruppe zu verteilen, sondern auch mit einer Therapie ohne Wirkstoff, einem Placebo. Und die Patienten sollen nicht wissen, ob Sie den Wirkstoff, oder das Placebo erhalten. Solche Studien nennt man Blind-Studien. Es gibt nämlich auch den Effekt, dass allein die Tatsache, irgendeine Therapie zu erhalten, schon eine Wirkung zeigt. Für die Zulassung neuer Medikamente müssen immer umfangreiche Blind-Studien durchgeführt werden. Interessanterweise zeigt sich hier nicht nur, dass in der Placebo-Gruppe einige Patienten über eine Wirkung berichten, sondern, dass Patienten aus der Placebogruppe auch über einen gewissen Prozentsatz über Nebenwirkungen klagen (obwohl sie gar nichts erhalten haben ...). Das ist ein Zeichen für die psychischen Faktoren, die wirken können.

In sehr guten Studien wird der sog. Doppel-Blind-Versuch gemacht. Hierbei weiß nicht nur der Patient nicht, ob er den Wirkstoff bekommt, auch der Arzt, der ihn verabreicht weiß es nicht. Somit können Beeinflussungsmaßnahmen durch den Versuchsleiter ausgeschlossen werden.

Die optimale Versuchsanordnung wäre also eine kontrollierte Doppel-Blind-Studie. Und davon gibt es so gut wie keine im Tinnitusbereich. Dort, wo es sie gibt, z. B. bei einigen Medikamenten, die die Durchblutung verbessern sollen, sind die Ergebnisse frustrierend.

Helfen durchblutungsfördernde Mittel?

Ganz besonders häufig werden bei Tinnituspatienten durchblutungsfördernde Medikamente eingesetzt.
Auch hierfür gibt es eine ganze Reihe von Gründen.

Medizinisch gesehen ist eine durchblutungsfördernde Maßnahme eigentlich nur bei akutem Tinnitus als Anfangstherapie angezeigt.
Sie wird dann meist als Infusionstherapie durchgeführt, mit dem Ziel, durch eine bessere Durchblutung den geschädigten Haarzellen dabei zu helfen, sich wieder zu erholen. Im akuten Stadium gelingt dies auch häufig.
Geschädigte Haarzellen können sich aber nur eine gewisse Zeit lang erholen. Wenn sie massiv geschädigt sind, dann bleiben sie kaputt und wir können die Durchblutung verbessern, soviel wir wollen. Kaputte Haarzellen können leider nicht nachwachsen.

Ein weiterer Grund ist, dass viele Unklarheiten über die genaue Ursache von Tinnitus herrschen.
Das Innenohr ist ja so klein, dass unsere Untersuchungsmethoden gar nicht fein genug sind, um das Ausmaß der Haarzellschädigung beurteilen zu können.
Zusätzlich geistert nach wie vor das Gerücht, dass Tinnitus lediglich ein Durchblutungsproblem ist, durch die Medien und die Köpfe der Betroffenen und vieler Behandler. Noch dazu fördert die Industrie, die natürlich Ihre Medikamente verkaufen wollen, diese Meinungen und betreibt fleißig Werbung.

Einige der am allermeisten verschriebenen und eingenommenen Medikamentengruppe in Deutschland sind Ginko-Präparate. Ginko soll die Fliesseigenschaften des Blutes verbessern, also eine bessere Durchblutung bewirken. Und immer wieder geistern Berichte über sensationelle Therapieerfolge durch die Presse.
Leider hat sich bei genauer Betrachtung und Überprüfung

dieser Studien herausgestellt, dass die Wirksamkeit leider nicht eindeutig nachgewiesen werden konnte und es gibt wissenschaftlich sehr genau durchgeführte Studien, in denen diese Medikamente mit einem Placebo (also einem Medikament ohne Wirkstoff) verglichen wurden. Die Ergebnisse waren sehr enttäuschend für die Ginko-Präparate. Die Wirksamkeit ist nicht nachgewiesen.

Nachdem sich aber die meisten Betroffenen (und auch wir Behandler) nichts sehnlicher wünschen würden als eine Pille, mit der der Tinnitus verschwindet, nehmen viele Menschen diese Medikamente ein.

Und bei einigen Menschen verändert sich nach der Einnahme tatsächlich etwas am Tinnitus. Allerdings ist diese Veränderung auf psychische Faktoren zurückzuführen. Aber mal ehrlich: Wenn Ihnen ein Mitbetroffener erzählt, er habe die Pille XY eingenommen und jetzt sei es sooo viel besser! – würden Sie es dann nicht auch probieren wollen?

Leider gibt es auch eine Reihe von skrupellosen Geschäftemachern, die diese Sehnsucht für ihre Zwecke ausnützen wollen und es auch tun.

Tinnitus durch Umweltgifte?

Den sogenannten Umweltgiften, also Stoffen wie sie in Holz-schutzmitteln oder Konservierungsstoffen (Formaldehyd) vor-kommen, wird häufig auch eine ursächliche Rolle beim Tinni-tus zugeschrieben.

Das Problem hierbei ist, dass wir diesen ursächlichen Zusam-menhang weder 100-prozentig ausschließen können, noch mit Sicherheit einen Zusammenhang nachweisen können.

Es gibt bisher kein Experiment, in dem durch ein Umweltgift ein Tinnitus wirklich ausgelöst wurde, und solche Experimente kann man natürlich auch aus ethischen Gründen nicht durch-führen.

Auf der anderen Seite greifen diese Gifte aber das zentrale Nervensystem an. Und zumindest theoretisch kann alles, was das Gehirn schädigt, auch einen Schaden in der Hörbahn an-richten und einen Tinnitus auslösen.

Allerdings gibt es ein anderes Phänomen, das wir sehr häufig bei Menschen beobachten, die angeblich infolge von Umwelt-giften krank geworden sind:

Diese Menschen stehen unter einem sehr hohen An-spannungsniveau, was alleine schon ausreicht um einen Tin-nitus zu verstärken. Sehr oft leiden diese Menschen unter einer Krankheit, die als Somatisierungsstörung bekannt ist. Verein-facht gesagt, werden hier ganz unterschiedliche körperliche Symptome empfunden, für die es bei einer ärztlichen Unter-suchung keine richtige Erklärung gibt, aber unter denen die Betroffenen deutlich leiden.

Diese Störung fällt aber in den Bereich der Psychotherapie; und in Deutschland ist es noch immer so, dass alles, was mit dem Wort »Psycho« anfängt, extrem negativ besetzt ist.

So ist es nicht verwunderlich, wenn die Betroffenen hartnä-ckig an einer mysteriösen Vergiftung oder Erkrankung hängen, anstatt sich daneben mit psychischen Problemen auseinander zu setzen.

Wenn Sie ganz ehrlich zu sich sind, was hört sich besser an: »Ich leide unter einer psychischen Störung« oder »ich leide unter einer 3,4-Dichlor-PolyDingsda-Vergiftung« ….

Auch beim Tinnitus finden wir sehr häufig ein geradezu verzweifeltes Festhalten an einer möglichen Wunderpille oder Therapiemaßnahme. Es scheint so zu sein, dass alles andere besser ist, als sich mit seiner eigenen Psyche auseinander zu setzen …

Wobei ironischerweise in der Tinnitustherapie aus psychosomatischer Sicht der Schwerpunkt auf Einstellungen und Bewertungen des Tinnitus und deren Veränderung liegt, nicht auf irgendwelchen ominösen frühkindlichen Traumata.

Welche Rolle spielt Amalgam beim Tinnitus?

Das Problem bei Amalgam ist das darin enthaltene Quecksilber. Im Lauf der Zeit geben die Amalgamplomben winzige Mengen Quecksilber ab, das vom Körper aufgenommen wird. Quecksilber ist aber sehr giftig, wobei die genaue Dosis, ab der Quecksilber schädlich ist, nicht bekannt ist.

So ist es in den letzten Jahren sehr in Mode gekommen und auch nicht ganz falsch, alle Amalgamplomben zu entfernen und gegen Kunststoff auszutauschen.

Leider ist es auch sehr in Mode gekommen, alle möglichen Beschwerden dem Amalgam »in die Schuhe zu schieben«, und auch hier finden sich skrupellose Geschäftemacher, die aus der begründeten Angst von Menschen Kapital schlagen.

Wissenschaftlich ist bisher noch kein Zusammenhang zwischen Amalgam und Tinnitus nachgewiesen worden, zumindest nicht mit naturwissenschaftlichen Verfahren (ganz anders sieht es beim Pendeln oder ähnlichen Methoden aus ...).

Oft vermuten auch Betroffene, dass bei der Entfernung von Amalgamplomben größere Mengen Quecksilber aufgenommen werden könnten. Allerdings werden nach den heutigen Richtlinien der Zahnärzte Amalgamentfernungen mit Kofferdamm ausgeführt. Kofferdamm ist der Fachausdruck für eine Gummifolie, mit der der Zahnarzt den betreffenden Zahn isoliert und gerade verhindert, dass irgendwelche Rückstände vom Körper aufgenommen werden.

Was wir allerdings häufiger beobachten, vor allem nach längeren Zahnbehandlungen, ist, dass danach ein Tinnitus auftreten kann. Hier sind vor allem zwei Faktoren beteiligt: Zum einen kann, wenn der Kopf bei einer längeren Behandlung im Zahnarztstuhl ungünstig liegt, die Halswirbelsäule in Mitleidenschaft gezogen werden (über die Zusammenhänge der Halswirbelsäule und dem Tinnitus haben wir eine eigene Frage beantwortet).

Zum anderen kann in ganz ungünstigen Konstellationen durch die Geräusche der verwendeten Instrumente, wenn sie nahe am Ohr verwendet werden, ein Lärmschaden hervorgerufen werden.

So berichtete ein Patient, dass nach einer langen dringend notwendigen Fräsarbeit an einem Weisheitszahn, sich ein Tinnitus und eine Hochtonschwerhörigkeit einstellte. Allerdings hatten wir kein Vergleichsaudiogramm, das zeigen konnte, dass vorher kein Hochtonschaden vorlag.

Tinnitus, Alkohol und Sex?

Es gibt die unterschiedlichsten Erfahrungen im Umgang mit Alkohol bei Tinnitus-Betroffenen. Im groben kann man zwei Gruppen unterscheiden: Bei den einen wird der Tinnitus schlimmer, wenn Sie getrunken haben, bei den anderen findet sich eine Erleichterung.

Dies ist aber nicht auf eine direkte Wirkung des Alkohols zurückzuführen. Alkohol ist zwar für Zellen giftig, aber das Gehör wird nicht direkt davon betroffen. Nur das Gleichgewichtsorgan wird vom Alkohol vorübergehend irritiert, was jeder nach einigen Gläschen feststellen kann ...
Indirekt gibt es zwei Wirkungen: Bei den einen wirkt der Alkohol anregend, das bedeutet, er steigert das Aktivitätsniveau; dies ist vor allem bei geringen Mengen der Fall. Bei einem gesteigerten Aktivitätsniveau ist aber auch die Aufmerksamkeit gesteigert und so kann es sein, dass der Tinnitus besser wahrgenommen wird. Dieser Mechanismus ist eher selten.

Häufiger ist zu beobachten, dass der Tinnitus unter Alkoholeinfluss weniger schlimm wird. Dies ist vor allem bei mittleren Mengen der Fall, dann nämlich, wenn der Alkohol entspannend wirkt.

Böse Zungen behaupten, dass Alkohol ein ziemlich ungesundes Entspannungsverfahren ist.

In mittleren Dosen ist neben dem Entspannungseffekt auch eine Verlangsamung der Reaktionen und der Aufmerksamkeit zu beobachten, was ebenfalls dazu führen kann, dass der Tinnitus weniger stark empfunden wird.

Auf die Frage: Darf ich Alkohol trinken, wenn ich Tinnitus habe? kann man letztendlich nur sagen:
Es gibt keine direkte Wirkung des Alkohols auf das Gehör und Sie müssen selbst feststellen, wie Alkohol bei Ihnen wirkt. Besonders gesund ist Alkoholtrinken aber nicht!

Sehr ähnlich verhält es sich mit Sex und Tinnitus. Auch hier ist es so, dass beim Sex einige den Tinnitus stärker wahrnehmen (erinnern Sie sich daran: Bei Erregung kann der Tinnitus lauter werden – auch bei positiver Erregung) und andere richten Ihre Aufmerksamkeit verständlicherweise auf andere Dinge und nehmen den Tinnitus weniger wahr.

Es ist nicht möglich ein pauschales Urteil abzugeben, es kommt immer auf den Einzelnen an.

Spielt Ernährung eine Rolle beim Tinnitus?

Es gibt eine ganze Reihe von teilweise recht abenteuerlichen Gerüchten über spezielle, richtige und falsche Ernährungsmethoden bei Tinnitus. Mit einer Ausnahme konnte aber noch keine spezielle Diät oder Nahrungsergänzung wissenschaftlich in ihrer Wirkung nachgewiesen werden. Auch wenn ständig Reklame für irgendwelche speziellen Mittelchen und Pillen gemacht wird.

Die Ausnahme hierbei ist ein Stoff namens Glutamat. Glutamat ist in Geschmacksverstärkern, Soja-Soße und vielen asiatischen Gerichten enthalten. Glutamat wird vom Gehirn bei der Nervenverschaltung als Überträgersubstanz benutzt. Wenn zu viel über die Nahrung aufgenommen wird, kann es zu einer Übererregung und unter Umständen zu einer Tinnitusverstärkung kommen. Wir kennen Berichte von vielen Personen, die nach Glutamateinnahme eine deutliche Verstärkung ihrer Tinnitus-Symptomatik hatten.

Also Vorsicht mit Glutamat.

Ansonsten ist eine gesunde Ernährung ganz allgemein von Vorteil, ohne spezielle Auswirkungen auf den Tinnitus. Es tut Ihnen einfach allgemein gut, wenn Sie sich regelmäßig und gesund ernähren. Von Diäten, welcher Art auch immer, raten wir prinzipiell ab, es sei denn, es liegt eine spezifische medizinische Erkrankung, Allergie oder Unverträglichkeit vor.

Kann Tinnitus einen Hörsturz verursachen oder schwerhörig machen?

Genau andersherum wird ein Schuh daraus!

Ein Tinnitus ist nur ein Symptom, und keine Krankheit. Was wir allerdings häufig beobachten ist, dass ein Hörsturz einen Tinnitus auslösen kann.

Allerdings ist es so, dass ein Hörsturz häufig nicht bemerkt wird, weil er nur die hohen Frequenzen betrifft. Was die Patienten bemerken ist das Ohrgeräusch, und darum gehen sie zum Arzt. Der macht dann einen Hörtest und sagt:»Oh weh, Sie haben ja einen Hörsturz.« Und weil das Ohrgeräusch zuerst wahrgenommen wurde denkt man dann:»Aha, der Tinnitus hat einen Hörsturz verursacht.«

Wir Menschen haben die Neigung kausal zu denken. Das heißt wir denken nach dem Ursache-Wirkungs-Prinzip und wollen immer für alles einen Grund haben.

Was zuerst war ist logischerweise die Ursache für das Folgende. Nur hat man in diesem Fall die eigentliche Ursache, den Hörsturz, gar nicht bemerkt, sondern zuerst den Tinnitus. Somit ist er dann auch Schuld am Hörsturz.

Genauso ist es mit der Schwerhörigkeit.

Tinnitus macht keine Schwerhörigkeit. Schwerhörigkeit kann (muss aber nicht!) einen Tinnitus machen!

Zusätzlich haben wir leider auch die Neigung, dem Tinnitus alles Mögliche in die Schuhe zu schieben. Wir nennen das die »Sündenbock-Funktion« des Tinnitus. Wenn er richtig lästig ist, dann wird er auch an allem schuld. So eine Bedeutung hat er aber überhaupt nicht.

> **Der Tinnitus ist nicht böse, auch nicht gut. Er ist nichts weiter als ein Geräusch.**

Also noch mal:

Ein Tinnitus macht überhaupt nichts! Weder Hörstürze, noch eine Schwerhörigkeit oder eine Hyperakusis!

Darf man mit Tinnitus fliegen?

Auch hier ist es wichtig, sich klar zu machen, dass Tinnitus keine eigenständige Krankheit ist, sondern nur ein Symptom. So wie Schmerzen ein Zeichen für eine Krankheit sein können, aber selber keine Krankheit sind.

Darum kann man nicht allgemein sagen, ob man mit Tinnitus fliegen darf oder nicht.

Es gibt keinen körperlichen Grund, warum sich der Tinnitus beim Fliegen verändern sollte. Was allerdings zu einer Veränderung führen kann, ist Ihre Aufmerksamkeit, die Sie auf den Tinnitus richten; wenn Sie Ihren Tinnitus beim Fliegen ängstlich beobachten oder unter starkem Stress sind, dann kann es sein, dass Sie ihn störender wahrnehmen.

Wir haben von Patienten mit Flugangst und Tinnitus gehört, dass Ihr Tinnitus beim Fliegen schlimmer wurde, aber der Grund hierfür war ihre Angst. Angst kann Tinnitus schlimmer machen. Wenn wir Angst haben, dann spitzen wir unsere Ohren, d. h. wir nehmen alle Geräusche besser wahr. Und so leider auch den Tinnitus.

56 Prozent aller Patienten mit einer Angststörung geben an, auch unter einem Tinnitus zu leiden

Bei akuten Entzündungen im Ohrbereich oder bei einer Erkältung sollten Sie mit dem Fliegen vorsichtig sein; es kann zu Problemen mit dem Druckausgleich kommen und das kann sehr schmerzhaft sein. Auf den Tinnitus selbst hat das Fliegen allerdings keine Auswirkung.

Sie sollten darauf achten, dass Sie, vor allem auf langen Flügen, viel Flüssigkeit zu sich nehmen. Aber nicht wegen Ihres Tinnitus, sondern im Allgemeinen. Die Klimaanlagen in den Flugzeugen trocknen die Luft extrem aus und das ist generell nicht besonders gesund.

Macht Stress Tinnitus?

Viele Betroffene berichten, dass Stress eine entscheidende Rolle bei ihrem Tinnitus spielt. Medizinisch gesehen kann man diese Frage aber nur mit einem »Jein« beantworten. Stress kann ein Auslöser von Tinnitus sein, obwohl uns die genauen Mechanismen, die hierbei passieren, nicht bekannt sind.

Was wir aber definitiv sagen können ist: Stress macht Tinnitus schlimmer!

Grundsätzlich gehen wir hier von der Art Stress aus, die als Belastung empfunden wird; das bedeutet eine Situation von der wir nicht wissen, wie wir sie bewältigen können, eine Situation, die unsere Ressourcen überfordert.

Solche Situationen versetzen uns in Anspannung, sowohl geistig als auch körperlich. Unsere Muskelspannung steigt, ebenso unsere Herzfrequenz und die Atemfrequenz, wir werden unruhig und nervös, schlafen schlecht.

Wir empfinden diese Situationen als Bedrohung, und in bedrohlichen Situationen werden unsere Sinne geschärft. Auf den Tinnitus bezogen bedeutet dies, dass wir ihn lauter hören (Unser Gehirn kann ja nicht unterscheiden, ob der Tinnitus ein Geräusch von außen ist, oder im Gehirn produziert wird)

So ist nachzuvollziehen, wie Tinnitus Stress machen kann. Wir erleben ihn ja als Bedrohung.

Und auch, wie Stress Tinnitus machen kann; mit geschärften Sinnen nehmen wir den Tinnitus deutlicher wahr.

So kann schnell ein Teufelskreis entstehen:

Unter Stress nehmen wir den Tinnitus deutlicher wahr. Diese Wahrnehmung empfinden wir als bedrohlich und unser Stressniveau steigt weiter. Je weiter das Niveau steigt, desto stärker nehmen wir den Tinnitus wahr ...

Ein anderes Problem bei Stress ist die Erhöhung des Anspannungsniveaus. Der Mensch reagiert auf Stress, egal welcher Ursache, mit einer ziemlich gleichförmigen Reaktion, der *Stressreaktion*.

Stress, also eine Situation, die uns überfordert, oder von der wir annehmen, dass wir sie nicht bewältigen können führt zu einer Ausschüttung von Stresshormonen (Adrenalin und Cortison). Und diese Hormone bewirken im Körper eine typische Reaktion: Die Herzfrequenz und der Blutdruck steigen, die Atmung wird schnell und flach, die Muskeln werden besser und das Verdauungssystem wird schlechter durchblutet, die Sinne werden geschärft und die allgemeine Muskelspannung wird erhöht. Diese Erhöhung der Muskelspannung, vor allem im Bereich der Schultermuskulatur (»den Kopf einziehen«) und der Kiefermuskulatur (»Zähne zusammenbeißen«) können aber selbst eine stomatognathe oder vertebrogene Komponente des Tinnitus verursachen (siehe hierzu die Frage Zähne, Wirbelsäule und Tinnitus). Leider kann schon allein der Tinnitus als Auslöser für eine Stressreaktion ausreichen und den oben erwähnten Teufelskreis in Gang setzen.

Darum ist die Stressbewältigung ein zentraler Bestandteil bei der Tinnitusbewältigung. Und es ist sehr wichtig, ein Entspannungsverfahren für sich zu finden, das man lernen und vor allem regelmäßig anwenden kann.

Entspannungsverfahren zeigen bei regelmäßiger Anwendung zwei Effekte: Zum einen wirken sie unmittelbar entspannend und zum anderen beobachten wir, dass nach längerer regelmäßiger Anwendung das allgemeine Stressniveau sinkt.

Auch hier sind vor allem zwei Dinge wichtig:

> **Reduzieren Sie Ihre Stressbelastung und lernen Sie zu entspannen**
> **Lernen Sie, Ihren Tinnitus anders zu bewerten, damit er nicht als zusätzlicher Stressor wirkt.**

Wieso wird mein Tinnitus bei Migräne oder anderen Schmerzen lauter?

Dies ist ein Phänomen, das uns sehr häufig berichtet wird. Viele Betroffene beobachten eine Zunahme der Tinnitus-Symptomatik, wenn sie unter anderen Schmerzen wie Kopf-, Zahn- oder Rückenschmerzen leiden. Allerdings gibt es auch andere, bei denen der Tinnitus bei einer Migräneattacke völlig verschwindet und von den Schmerzen überdeckt wird.

Die wenigsten wissen, dass sich die Tinnitus-Bewältigungs-Therapie ja aus der Schmerztherapie entwickelt hat, weil es hier so viele Gemeinsamkeiten gibt.

Zunächst muss man sich darüber klar werden, was Schmerzen eigentlich bedeuten: Ein Schmerz ist ein Alarmsignal. Wenn mir etwas weh tut, bedeutet das, dass irgendetwas nicht in Ordnung ist. Es ist gefährlich.
Darum werden wir bei Schmerzen wachsam.

Wachsam werden bedeutet aber, dass wir unsere gesamte Aufmerksamkeit hochfahren; unter anderem »spitzen« wir unsere Ohren (d. h. wir versuchen besser zu hören).
Und so nehmen wir natürlich unseren Tinnitus besser wahr.
Dieses Phänomen der Aufmerksamkeit spielt auch beim Tinnitus selbst eine große Rolle. Meist wird das Tinnitusgeräusch von unserem Gehirn als ein Alarmsignal und eine Bedrohung bewertet, und so kann ein Teufelskreis losgetreten werden: Tinnitus hören = Alarm = Aufmerksamkeit hochfahren = Tinnitus lauter hören = mehr Alarm = usw.

Dies ist auch der Grund dafür, warum in praktisch jeder Tinnitus-Bewältigungs-Therapie Techniken zur Entspannung und zur Aufmerksamkeits-Umlenkung einen festen Bestandteil haben.
Dieser Teufelskreis muss unterbrochen werden.

Wieso ist nach dem Schlafen mein Tinnitus lauter?

Das ist ein Phänomen, das wir sehr häufig beobachten. Der Tinnitus ist häufig morgens nach dem Aufwachen besonders laut.
Dafür gibt es eine ganze Reihe von möglichen Ursachen: Am häufigsten liegt es daran, dass es in den typischen deutschen Schlafzimmern sehr ruhig ist. Da unser Gehör nachts aber nicht schläft, sondern ständig aufpasst, dass uns nichts passiert, wird bei extremer Stille, oder bei einer Hörminderung die Empfindlichkeit des Hörsystems heraufgewahren, d. h. wir hören alles besser – leider auch den Tinnitus.

Dieses Phänomen ist seit vielen hundert Jahren bekannt. So hat ein italienischer Kardinal im Mittelalter, der an Tinnitus litt, vor jedes seiner vier Schlafzimmer einen Brunnen bauen lassen, damit er nicht so durch die Ohrgeräusche beeinträchtigt wird (wobei sich natürlich die Frage stellt, wofür ein Kardinal vier Schlafzimmer braucht ...).
Achten Sie also darauf, dass es in Ihrem Schlafzimmer nicht zu ruhig ist und sorgen Sie für eine angenehme Geräuschkulisse. Sei es ein offenes Fenster, ein Zimmerspringbrunnen oder ein Geräuschgenerator. Das hilft Ihnen auch beim Einschlafen.

Ein anderer Grund kann sein, dass Sie auf dem betroffenen Ohr schlafen, und das ist dann genauso, als ob Sie sich Ohrstöpsel ins Ohr stecken; dabei wird bei den meisten der Tinnitus lauter.

Als andere Ursache für lautere Ohrgeräusche am Morgen vermuten wir, dass die Filterfunktion des Gehirns in der Nacht anders funktioniert. Unser Gehirn filtert ja die meisten Geräusche auf dem Weg vom Ohr über die Hörbahn bis zur bewussten Wahrnehmung in der Hörrinde heraus. Anscheinend kann dieser Filter aber nachts auch »schlafen«, d. h. er scheint bei einigen nicht so gut zu funktionieren. Und die erleben dann eine Verstärkung Ihres Tinnitus am morgen.

Generell sind zwei Punkte wichtig:

Achten Sie darauf, dass es bei Ihnen nicht zu leise ist und sorgen Sie für Geräusche, oder anders gesagt: Vermeiden Sie die Stille.

Konzentrieren Sie sich nicht auf Ihren Tinnitus. Wenn Sie morgens aufwachen und sich erst mal ausführlich auf die Suche nach Ihrem Tinnitus machen, dann wird er meistens ganz gewaltig kommen.

Wieso sind meine Ohren mit einem Hörgerät so viel empfindlicher?

Hierfür ist aus medizinischer Sicht das *Recruitment* verantwortlich. Recruitment bezeichnet das Phänomen, dass im Bereich des Hörschadens eine Überempfindlichkeit der Gehörs besteht, weil die äußeren Haarzellen ebenfalls zerstört sind und die Empfindlichkeit nicht mehr regeln können.

Sehr häufig ist dieses Phänomen in den hohen Frequenzbereichen zu beobachten (allerdings liegen die meisten Schädigungen auch im Hochtonbereich). Die Betroffenen beschreiben, dass z. B. das Geräusch von zerbrechendem Glas oder das Klappern von Besteck auf Tellern geradezu als schmerzhaft empfunden wird.

Typischerweise hören die Betroffenen in diesem Frequenzbereich leise Geräusche schlechter, aber wenn laute Geräusche kommen, dann reagieren die Ohren sehr empfindlich, weil die äußeren Haarzellen nicht mehr die Empfindlichkeit regulieren können.

Bei einer Hörgeräte-Versorgung kann aber nur der Schaden an den inneren Haarzellen ausgeglichen werden, also das schlechte Hören. Die Funktion der äußeren Haarzellen, also die Regulation der Empfindlichkeit, wird durch das Gerät nicht ersetzt.

Aus diesem Grund beschreiben Betroffene mit einem Hörgerät häufiger, dass sie zwar mit dem Gerät besser hören, aber auch empfindlicher sind.

Daher ist eine sorgfältige Anpassung des Hörgerätes so wichtig. Bei der Anpassung des Hörgerätes wird die Lautstärke ganz langsam hochgefahren, im Verlauf mehrerer Wochen.

So kann dieser Effekt ein bisschen abgemildert werden und die Hörgeräte werden viel besser vertragen.

Wieso ist mein Tinnitus ganz unterschiedlich?

Neben den Betroffenen, deren Tinnitus immer gleichförmig ist, gibt es eine ganze Reihe von Betroffenen, bei denen der Tinnitus in Lautstärke und Tonhöhe schwankt.

Woran liegt das?

Dafür gibt es zwei unterschiedliche Ursachen:

Es gibt Erkrankungen, bei denen der Tinnitus als solcher unterschiedlich ist, das heißt er schwankt, sowohl in der Tonhöhe, als auch in der Lautstärke. Dies ist z. B. beim Hydrops der Fall, aber auch in den Fällen, in denen eine Beteiligung der Halswirbelsäule oder des Kiefergelenks vorliegt. In letzteren Fällen beschreiben die Betroffenen, dass sie die Tinnituslautstärke durch bestimmte Kopfbewegungen oder –haltungen beeinflussen können. Dies ist eigentlich ein gutes Zeichen, denn das bedeutet, dass man durch eine geeignete Behandlung der Halswirbelsäule oder des Kiefergelenks große Fortschritte erreichen kann. In einigen ganz seltenen Fällen wurde uns von Patienten berichtet, dass sie die Intensität ihres Tinnitus durch gewisse Augenbewegungen oder Grimassen beeinflussen können. In diesen Fällen scheint es eine Fehlschaltung von Nerven im Gehirn zu geben.

In den meisten Fällen hat die unterschiedliche Wahrnehmung des Tinnitus aber nichts mit dem Tinnitus zu tun, sondern eher mit der Aufmerksamkeit und der Bewertung. So berichten viele Betroffene, dass sie Ihren Tinnitus gar nicht, oder viel leiser wahrnehmen, wenn sie z. B. stark konzentriert, abgelenkt oder sehr entspannt sind.

Auf der anderen Seite beschreiben viele Patienten, dass ihr Tinnitus bei Aufregung oder Stress deutlicher wird.

Das hat aber wie gesagt nichts mit dem Tinnitus als solchem zu tun, sondern ist eine typische Eigenschaft der Signalverarbeitung im Gehirn.

Tinnitus, Computer und Mobiltelefone

Oft erreichen uns Fragen, ob das Arbeiten am Computer schlecht für den Tinnitus ist.
Es gibt keinen Nachweis, dass ein Computer oder Handy einen direkten Einfluss auf den Tinnitus haben kann. Handys senden Strahlen wie Mikrowellenherde aus (nur nicht ganz so stark), was für unser Gehirn natürlich nicht gesund ist. Aber diese Strahlung tritt an der Antenne des Handys auf und die ist weit vom Hörzentrum oder Innerohr entfernt. Aber indirekt gibt es eine Reihe von Einflüssen:

Zum einen die Arbeitshaltung und –dauer. Gerade Arbeiten am Computer, oder Telefonieren mit eingeklemmten Hörer führen oft zu ausgeprägten Fehlhaltungen im Bereich der Halswirbelsäule und diese können einen Zusammenhang mit Stärke und Auftreten von Tinnitus haben. Ebenso ist langes Arbeiten in der gleichen Haltung ziemlich ungesund für unsere Wirbelsäule. Neuere Untersuchungen haben ergeben, dass es gar nicht so sehr die gesunde Haltung ist, die unseren Bandscheiben bekommt. Im Gegenteil bei der sog. gesunden Haltung war der Druck in der Bandscheibe sogar höher. Das was für unsere Bandscheiben wichtig ist, ist die Bewegung, also der Wechsel von Be- und Entlastung. Also legen Sie öfters Pausen ein und bewegen Sie sich. Etwas Schreibtischgymnastik nützt ganz enorm.

Ein anderer Faktor ist der Stress, der oft bei Arbeiten am Computer oder Telefonieren ausgelöst wird. Und Stress macht Tinnitus schlimmer! Also gehen Sie in sich und beobachten Sie, ob Sie während der Computerarbeit unter negativen Stress geraten. Wenn ja, tun Sie etwas dagegen. Mehr Pausen, eine Änderung der Arbeitstaktik, öfter etwas anderes tun usw.

Ein drittes Thema ist der vielgerühmte Elektrosmog. Aber auch hier gibt es keine wissenschaftliche Studie darüber, dass er den Tinnitus schlimmer macht. Was es aber gibt ist eine Reihe von skrupellosen Geschäftemachern, die chronisch Kranke und ihr Leiden ausnützen um einen Gewinn zu machen. Also seien Sie vorsichtig, wenn Ihnen jemand irgendwelche Geräte gegen Elektrosmog verkaufen will. Es gibt ein ganz einfachem Mittel gegen Elektrosmog.

Und das ist: Ausschalten!

Nachwort

Natürlich sind in einem kurzen Ratgeber nicht alle Fragen, die es zum Tinnitus gibt, zu beantworten. Wir haben hier diejenigen ausgewählt, die uns in der Praxis am häufigsten von unseren Patienten gestellt wurden.

Für alle, die sich noch weiter informieren wollen haben wir noch einige Ratschläge:

Sehr nützlich und ein sehr kompetenter Ansprechpartner ist auch die Deutsche Tinnitus Liga, die große und sehr gut organisierte Selbsthilfe-Organisation.

Die DTL steht Ihnen mit Rat und Tat beiseite.

Die Bundeszentrale erreichen Sie unter:

Deutsche Tinnitus Liga e.V.

Am Lohsiepen 18

42369 Wuppertal

Telefon: 0202 24 65 20

oder im Internet unter www.tinnitus-liga.de.

Das große Lehrbuch »Ohrgeräusch – Psychosomatische Aspekte des komplexen chronischen Tinnitus«, das PD Goebel herausgegeben hat, informiert umfassend und wissenschaftlich über den Tinnitus. Hier sind sehr ausführlich alle Bereiche des Tinnitus durch Beiträge von den bekanntesten und besten Tinnitusforschern abgedeckt. Es gilt als das Standardwerk für alle, die sich sowohl beruflich als auch als Betroffene umfassend über den Tinnitus informieren wollen und verfügt über ein sehr ausführliches »Lexikon«, in dem alle Fachbegriffe in verständliche Form übersetzt werden. Es ist im Medizin & Wissen Verlag erschienen und hat die ISBN 3-86094-126-7

Wir hoffen, dass dieser Ratgeber Ihnen ein wenig dabei helfen konnte, Ihre innere Ruhe wieder zu finden.

C. Thora   *G. Goebel*

Die Autoren

Carl Thora
Dr. med. Carl Thora, selbst nach einem nicht behandeltem Knalltrauma Tinnitus-Betroffener, ist praktischer Arzt und Facharzt für Psychotherapeutische Medizin. Er ist der Leiter des Tinnitus Beratungszentrums (TIBEZ) in München, einer ambulanten Beratungs- und Behandlungsstelle für Patienten mit Tinnitus.

Gerhard Goebel:
PD Dr. med. G. Goebel ist Facharzt für Innere Medizin und Psychotherapeutische Medizin, sowie Privatdozent für HNO an der Universitätsklinik der Technischen Universität München (Ärztlicher Direktor Prof. W. Arnold). Er ist Chefarzt der Medizinisch-Psychosomatischen Klinik Roseneck in Prien am Chiemsee, wo er seit 1987 Patienten mit chronischem Tinnitus behandelt. 1998, nach einem Hörsturz, hatte er für 2 Jahre einen Tinnitus, der allerdings völlig verschwunden ist. Er hat die stationäre Tinnitus-Bewältigungs-Therapie in Deutschland maßgeblich mitentwickelt.

Anschriften der Verfasser

Dr. med. Carl Thora
TIBEZ
Tinnitus Beratungszentrum München
Wagmüllerstr. 21
80 538 München
Tel.: 089 / 21 93 95 75
www.tibez.de

Priv. Doz. Dr. med. Gerhard Goebel
Medizinisch Psychosomatische Klinik Roseneck
Am Roseneck 6
83 209 Prien am Chiemsee
Tel.: 08051 / 68-0
www.schoen-kliniken.de

Abbildungsverzeichnis

Abb. 1,2 und 3: modifizierte Nachzeichnungen aus Feldmann (Hrsg.) Tinnitus, 1992 Thieme Verlag

Abb. 4,5 und 6: modifzierte Ausschnitte elektronenmikroskopischer Bilder aus dem Zoologischen Institut der Universität Darmstadt

Abb. 7, 8, 9, 11 und 12: Audiogramme aus der Klinik Roseneck

Abb. 10: Entnommen einer Broschüre der zoologischen Universität Darmstadt

Abb. 13: Entnommen einer Präsentation von PD. G. Goebel

Der Text S. 115/116 ist die offizielle Kurzinformation zur DTL.

Die Deutsche Tinnitus-Liga (DTL)
»Wir verstehen – wir helfen«

Entwicklung der DTL

Die Deutsche Tinnitus-Liga (DTL) wurde 1986 auf Initiative eines Betroffenen und neun weiteren Tinnituspatienten in Verbindung mit einem HNO-Arzt als gemeinnützige Selbsthilfeorganisation gegründet, um einem damals vorherrschenden therapeutischen und wissenschaftlichen Notstand abzuhelfen. Ihr Motto: »Man sollte nicht über die Dunkelheit schimpfen, sondern ein kleines Licht anzünden.«
Schon bald erhielten die Initiatoren Zuspruch und Unterstützung von maßgeblichen Fachleuten, die in der jungen Organisation eine Chance zu fortschrittlicheren und dem damaligen internationalen fachlichem Wissen angepassten Therapien und Forschungsbemühungen sahen. So entwickelte sich die DTL-Zentrale in Wuppertal sehr zügig nicht nur zu einer willkommenen Anlaufstelle für Betroffene, sondern auch zu der Tinnitus Basis im fachlichen Bereich. Die fachlichen Bemühungen und die Bedürfnisse von vielen Millionen von Betroffenen wurden plötzlich transparent. Durch die intensive Öffentlichkeitsarbeit der DTL fand der Begriff »Tinnitus« und seine Bedeutung Eingang in das allgemeine Bewusstsein der Bevölkerung. Heute gehören ihr über 20000 Betroffene und rund 1100 Ärzte und sonstige Fachleute als überwiegend aktive Förderer an, deren maßgebliche Repräsentanten sich im Interessen der bundesweiten Arbeit zu einem fachlichen Beirat zusammenfanden.

DTL hat Spitzenstellung

Im Zuge ihrer Entwicklung hat die DTL mit Hilfe ihrer fachlichen Freunde und Mitarbeiter die Grundlagen für eine weltweite therapeutische Spitzenstellung mit Nutzung modernster therapeutischer und rehabilitativer Erkenntnisse gelegt, so zum Beispiel vor Jahren schon der Maskerversorgung und nun der Retraining-Therapie. Daneben gelangen erfreuliche Fortschritte bei der sozialrechtlichen Besserstellung der Betroffenen und bei Maßnahmen der Lärmprophylaxe.
Meilensteine ihres Wirkens sind beispielsweise:
- Die Anerkennung des Tinnitus als selbstständige Behinderung mit psychischen Komponenten im Sozialrecht,
- Die Aufnahme in die Forschungsförderung der Bundesregierung,
- Die Einführung der Psychologie in die Tinnitustherapie
- über 30 psychosomatische Kliniken, die über die DTL miteinander im Erfahrungsaustausch sind,
- die Kassenfähigkeit wichtiger Therapieansätze,
- eine aufwendige und international stark beachtete epidemiologische Studie sowie zahlreiche weitere Studien.

Gute Zusammenarbeit mit allen Ärzten und Therapeuten

In ihrem ureigensten Bereich der sozialen Selbsthilfe und damit der nachhaltigen Betreuung ihrer Mitglieder entwickelte die DTL verschiedene

Mitgliederdienste mit dem Ziel, ihren Mitgliedern die weilweit besten Informationsmöglichkeiten zu erschließen und dem modernen Begriff des Empowerments durch Bemühungen Rechnung zu tragen, die eine »Befähigung zum Selbstbestimmten Handeln für die eigene Gesundheit« zum Ziel haben, möglichst in Verbindung mit einem Arzt des Vertrauens.

Die Deutsche Tinnitus-Liga e.V. ist in Deutschland die einzige unabhängige Patienten-Beratungsstelle für Tinnitusbetroffene. Sie ist frei von kommerziellen Interessen. Alle eingehenden Gelder (Mitgliedsbeiträge und Spenden) werden für die Selbsthilfearbeit, Prävention, Aufklärung und Verbesserung der therapeutischen und sozialrechtlichen Situation verwandt. Therapien, besonders neu eingeführte Therapien werden mit unserer Hilfe auf den Prüfstand gebracht. Es wir im Interesse sehr genau recherchiert und diese Ergebnisse kommen wieder den Betroffenen, und in erster Linie unseren Mitgliedern zugute.

Mitglieder der DTL sind immer aktuell und seriös informiert. Zu den Mitgliederdiensten zählt neben der Mitgliederberatung und einem Fundus von wertvollen Adresslisten ein vor allem sich stetig erweiterndes Hilfsnetz von Selbsthilfegruppen, Telefonpartnern und Regionalbeauftragten mit vielen ehrenamtlichen Mitarbeitern. Die persönliche Beratung nimmt bei der DTL einen großen Raum ein. Gerade in diesem Bereich wollen wir unsere Hilfe und unsere Kompetenz ausbauen und in Zukunft noch viel mehr anbieten. Die DTL soll der ADAC für die Tinnitus-Betroffenen sein.

Tinnitus-Forum die No. 1 für Informationen
Das Bindeglied aller Aktivitäten der DTL und zugleich das Fenster nach außen ist die Mitgliederzeitung »Tinnitus-Forum« als Quartalszeitung mit einer Auflage von 26000. Sie macht durch die Beiträge maßgeblicher Wissenschaftler und Praktiker, aber auch durch Berichte von Betroffenen alle Aspekte der Tinnitus-Situation in Deutschland transparent.

Woher kommen die Gelder?
Die DTL finanziert sich fast ausschließlich aus ihren Mitgliederbeiträgen und Spenden. Ihre Öffentlichkeitsarbeit und zugleich Mitgliederwerbung erfolgt unter anderem durch eine umfangreiche Infobroschüre, die jährlich kostenlos an 20000 Anfrager versandt wird und dazu bestimmt ist, ihnen Zuversicht und Hoffnung zu vermitteln. Ärzte können bei ihr eine spezielle »Ärzte-Mappe« und Faltblätter für das Wartezimmer anfordern. Eine enge Zusammenarbeit gerade mit den Hausärzten wird angestrebt.

Wie und wo bekomme ich Informationen über die DTL?
Ausführliche Informationen über die DTL und über Tinnitus finden sich unter *www.tinnitus-liga.de.* Für Kontakte zu ihr dient neben ihrer Anschrift: Postfach 210351, 42353 Wuppertal, die Telefon-Nummer (0202) 24652-0, die Fax-Nummer (0202) 2465220 und die Emailadresse *dtl@tinnitus-liga.de.* Ärzte und sonstige Fachleute können die Mitgliederzeitung als förderndes Mitglied oder im Abonnement beziehen.